青少年自我完善计划

青少年近视防治手册

胡忠林/主编　钟文　盛琴琴/参编

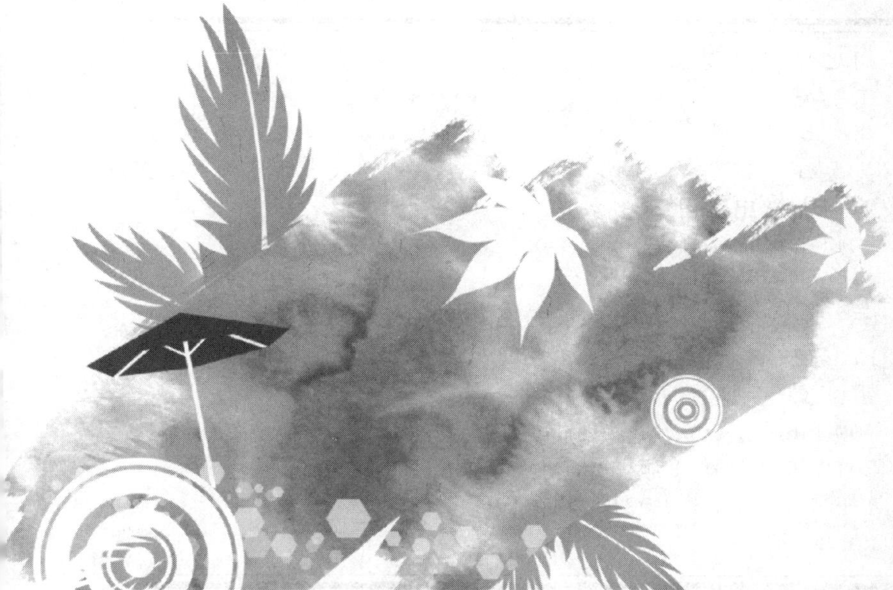

苏州大学出版社

图书在版编目(CIP)数据

青少年近视防治手册/胡忠林主编. —苏州：苏州大学出版社，2012.7(2018.1重印)
(青少年自我完善计划)
ISBN 978-7-5672-0216-0

Ⅰ.①青… Ⅱ.①胡… Ⅲ.①近视－防治－青年读物②近视－防治－少年读物 Ⅳ.①R778.1－49

中国版本图书馆CIP数据核字(2012)第167058号

青少年近视防治手册　青少年自我完善计划

主　　编　胡忠林
责任编辑　王　亮
插　　图　崔　灿
装帧设计　吴　钰
出版发行　苏州大学出版社
地　　址　苏州市十梓街1号
邮　　编　215006
电　　话　0512-65225020　65222617(传真)
网　　址　http://www.sudapress.com
印　　刷　镇江文苑制版印刷有限责任公司
开　　本　700 mm×1 000 mm　1/16　印张8　字数110千
版　　次　2012年7月第1版　2018年1月第14次印刷
书　　号　ISBN 978-7-5672-0216-0
定　　价　20.00元

前 言

你知道自己的眼睛长什么样的吗？你了解眼睛里面的结构吗？我们的眼睛为什么能看清东西？近视为什么总是不断地加深？怎样才能有效地预防近视？近视手术可靠吗？

一般人对近视的常识了解不够，往往是一发现视力有问题，就马上去配眼镜以改善视力，或者等到成人后进行手术治疗，全然不关心自己的眼睛到底出现了什么问题，应该怎样处理。2010 年国民体质监测数据显示青少年视力不良率均居高不下：13 ~15 岁的初中生为 67.33%（其中城市为 75.94%，农村为 58.74%）；16 ~18 岁高中生为 79.20%（其中城市为 83.84%，农村为 74.59%）。近视眼已成为严重的公共卫生问题，成为家长和全民关注的社会问题。

《青少年近视防治手册》这本书综合了编者近三十年的近视矫治经验以及国内外近视的最新研究进展，客观地介绍了近视的原因、近视的预防、不同程度近视的矫正与治疗等，让青少年更深刻的了解自己的眼睛。另外，本书相关内容还配有插图、小知识、近视小锦囊等栏目，让青少年轻松的理解和掌握近视防治方法。

我们的眼睛很娇弱，外伤、炎症、不良习惯均可给眼睛带来不可逆转的伤害，小到流泪、红肿、有异物感等不适，大到视物模糊甚至失明，这其中最典型的就是近视。一双明亮、健康的眼睛需要我们终生的养护，无病时保持正确的用眼习惯，有病后应积极治疗。请像爱护生命一样爱护我们的眼睛！

编者

2012 年 7 月

目录 contents

近视是一种病

你了解自己的眼睛吗——眼球的结构

视力是如何形成的

眼睛是怎样看清物体的

青少年为什么会近视

近视产生的机制

视力检查知多少

如何有效预防近视

得了近视该怎么办

矫正近视的方法有哪些

近视的治疗

不同程度的近视如何选择治疗方案

视觉训练

远视、散光与弱视

附 录

近视是一种病

小故事

温水里的青蛙

如果你把一只青蛙放在沸水中，它一定会立刻跳出来。但是，如果你把它放在温水里慢慢加热，它就会习惯于待在水中，感觉不到水温变热，直到水温高到一定程度想跳出去时，已悔之晚矣。

近视是一种疾病，与用眼习惯有关。得近视的人就像煮在温水里的青蛙，当没有近视的时候，觉得周围人很多都戴眼镜，没什么，也并不觉得它是一种疾病，可真当自己得了近视，后悔已经来不及了。一旦眼睛被确诊为真性近视，想自然地恢复正常是很困难的，在不进行有创性手术的前提下，近视对大多数人来说是一种类似高血压的疾病，一旦患病将是终身疾病。因而，正确认识近视的危害，对减少青少年近视的发病率有着重要的作用。

影响学习

得了近视以后，通常看稍微远一些的东西就会不清楚。另外，不管戴不戴眼镜，眼睛都很容易干涩和疲劳，因而会直接影响学习，导致青少年学习状态差、效率低。若不戴眼镜则看不清黑板上的字，跟不上讲课的节奏；若戴上眼镜，且长时间盯着某一近物看时，容易导致脑疲劳、头晕、注意力不集中、记忆力下降等现象。

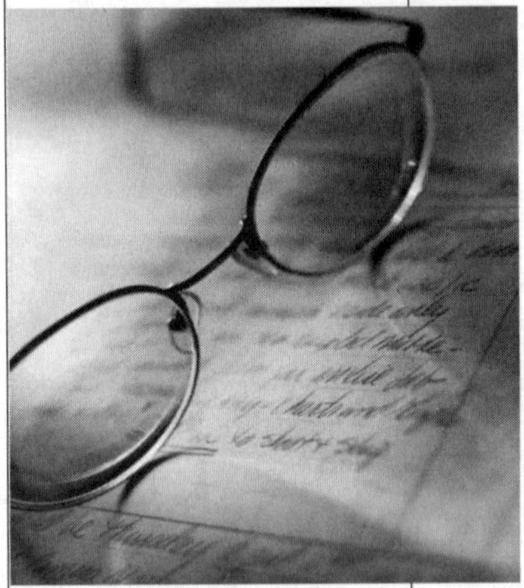

近视会影响生活，影响学习，影响容貌等，有百害而无一利，青少年朋友不可轻视

影响生活

青少年正处于精力旺盛、思维活跃的阶段，他们爱运动、爱玩耍，但一旦得了近视，戴上了一副眼镜，不能尽情奔跑，不能放心欢跳，即使稍微走快点，也得担心眼镜是否会掉下来，那他们怎么能像同伴一样，在足球场上挥汗如雨，在篮球场上尽情跳跃，在芭蕾舞台上尽情舞蹈？

影响容貌

不少青少年会觉得“戴眼镜挺好看的呀，眼镜店有那么多漂亮的眼镜，戴了眼镜比不戴好看多了！”殊不知，长期戴眼镜会导致眼球突出、眼睑松弛。其原因可能为：不戴眼镜的人的眼球转动范围很大，周围的肌肉得到了运动，变得发达有韧性；而戴眼镜的人眼球的运动就只局限于眼镜所限制的视角之内，上下左右都不能完全转动开来，所以有一部分肌肉得到了锻炼，变得发达，另一部分就闲置起来，这种差异让近视者的眼球看起来更突出。也有学者认为，眼球为了适应透过眼镜观看事物，眼轴变长，于是逐渐向前凸出，以获取更大的视角，看到更广的范围，于是眼球变形了，但这种说法尚未得到普遍的认可。

影响未来

近视不仅会给生活和学习带来不便，对于青少年来说，更会影响他们今后对工作的选择，因为很多专业和工作对视力都有严格要求。除了公安院校、军事院校等对裸眼视力有要求外，近年来，很多普通的专业对近视程度也有一定的要求（详见附录）。

任何一眼矫正到 4.8 镜片度数大于 400 度的，不宜就读海洋技术、海洋科学、测控技术与仪器、核工程与核技术、生物医学工程、服装设计与工程、飞行器制造工程等专科专业与以上相同或相近专业。

近视小锦囊 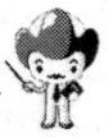

青少年应从小就认识到预防近视的重要性，认识到近视给我们带来的伤害将是终身性的，应在生活中时刻注意、合理用眼。

任何一眼矫正到 4.8 镜片度数大于 800 度的，不宜就读地矿类、水利类、土建类、动物生产类、水产类、材料类、能源动力类、化工与制药类、武器类、农业工程、林业工程类、植物生产类、森林资源类、环境生态类、医学类、心理学类、环境与安全类、环境科学类、电子信息科学类、材料科学类、地质学类、大气科学类及地理科学类、测绘工程、交通工程、交通运输、油气储运工程、船舶与海洋工程、生物工程、草业科学、动物医学等专业。

易患近视相关疾病

近视者白内障、青光眼的发病率会明显高于正常人。

中高度近视,特别是高度近视容易引发玻璃体混浊、视网膜出血和脱离而致盲。

近视者老年后因为眼花而必须配两副眼镜。

你了解自己的眼睛吗——眼球的结构

我们能看清物体不单单是眼球的作用，大脑的视觉通路和视觉中枢的参与也是很重要的，这两者统称为视觉系统。了解正常人眼的解剖结构和视觉通路，可以更好地理解近视的产生，为正确地预防近视打下基础。

眼球在外形上近似圆形，由球壁及其内容物组成。球壁主要由外层(角膜、巩膜)、中层(虹膜、睫状体、脉络膜)和视网膜组成，它们起着保护眼球并使其具有一定形状的作用。球壁里的内容物又叫眼内容，有房水、晶状体及玻璃体，它们都是无色透明的，起着维护眼内压及屈光的作用。

角膜

眼球最外层的前 1/6 是透明的角膜，位于我们通常所说的“黑眼球”的前面，后 5/6 是瓷白色不透明的，即日常所说的“白眼球”。角膜是无血管的透明薄膜，由胶原纤维和弹性纤维构成，表面极度光滑，其横径为 11.5 ~ 12 毫米，垂直径 10.5 ~ 11 毫米。周边厚约 1 毫米，中央为 0.6 毫米，因而角膜是一个中央较薄、边缘较厚的凹透镜状生物膜。理想的角膜前表面是一个球

眼球的结构：眼球近似圆形，前方为透明的角膜，光线可通过它进入眼球并落在后方的视网膜上形成物像

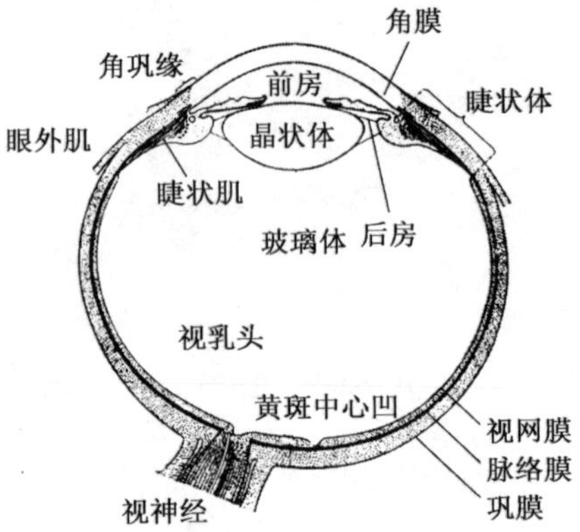

面，但在生活中，常常由于各种外界因素导致角膜厚度或弯曲度不均匀，使各个子午线上的屈光能力不完全相同，因而出现了散光。角膜和房水一起组成了一个凸透镜，起着重要的屈光作用。

巩膜

巩膜和角膜一样，也是由胶原纤维和弹性纤维构成的，其排列方式的不同，导致了截然不同的物理生物性质。巩膜是不透光的，比角膜坚韧，有很强的保护作用。巩膜的前面与角膜相连，后部有一些小孔，是视神经传出眼球进入大脑的通道。

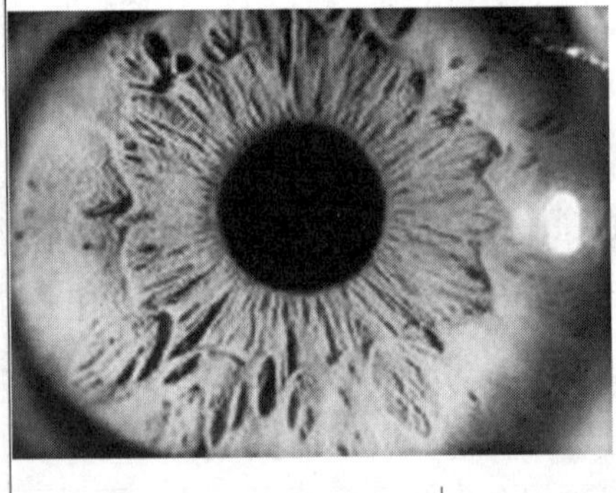

虹膜

虹膜为圆盘形略呈平面的薄膜，位于脉络膜的前方，其中央有一圆孔，叫瞳孔。虹膜具有自动调节瞳孔的大小和进入眼内光线的多少的作用。强光时其直径可缩小到 2 毫米，弱光时可开大到 8 毫米。在精神紧张的时候，交感神经兴奋，支配瞳孔开大的肌肉收缩，使瞳孔放大。人们经常会因惊吓“瞪大了眼睛”，其实瞪大的不仅仅是眼睑，瞳孔也被开

虹膜：虹膜的中央为一圆形小孔，即瞳孔；虹膜的功能即为根据外界光线的强弱调节进入瞳孔内光线的数量

大了。

虹膜中含有色素，人类眼珠颜色的不同主要是由虹膜实质层中所含色素的多少决定的。事实上，不同人种的虹膜上的色素种类几乎相同，不同的只是色素含量而已。虹膜中所含色素越多，虹膜的颜色就越深，眼珠的颜色就越黑；而色素越少，虹膜的颜色就越浅，眼珠的颜色也就越淡。

小知识

为什么人类眼睛的颜色有很多种

人类眼睛的颜色实际上是虹膜的颜色，眼睛颜色不同主要是由于虹膜中所含色素的数量多少不同所致，这是由基因决定的。东方人是有色人种，虹膜中色素含量多，所以眼珠看上去呈黑色；西方人是白色人种，虹膜中色素含量少，基质层中分布有血管，所以看上去眼珠呈浅蓝色；白化病人的虹膜中没有色素，眼珠的颜色完全为虹膜中血管的颜色，呈粉红色。

睫状体

睫状体直接与虹膜相连，并呈环形增厚。睫状体通过晶状体悬韧带与晶状体相连，可调节晶状体的屈光度。

睫状体是通过调节睫状肌达到调节晶状体的作用的。看近物时，睫状肌收缩，晶状体变厚，中央凸起，屈光增加；看远物时，睫状肌放松，晶状体变薄，中央变平，屈光度降低。

脉络膜

脉络膜在视网膜与巩膜之间，含有丰富的血管和色素。脉络膜中的血管主要起着供给视网膜外层、玻璃体、晶状体的营养的作用。脉络膜中的色素，则与巩膜一起组成了眼球的暗箱，起着遮光的作用。

视网膜

视网膜是眼球壁最里面的一层，它能够接受光线并将其转化为神经冲动，通过视神经将物像信息传递给大脑。

视网膜后部有一白色圆盘状的结构，被称为视神经乳头，它是视神经纤维的汇合点，汇合后穿过巩膜形成视神经。

在视网膜的后部视神经乳头的颞侧（相当于耳朵那一边）有一个和视神经乳头面积相似的横椭圆形凹陷区，称作黄斑。黄斑的中央又有一小凹陷，称为中心凹，黄斑是视网膜上视觉最敏锐的部分。

视网膜上有两种感光细胞——视杆细胞和视锥细胞。视杆细胞可以感觉光线的强弱，并由此产生神经冲动，表现为了解环境的明暗以及看黑白的颜色；这种细胞主要在晚上起作用。视锥细胞在黄斑中心凹处最密集，每平方毫米约 16 万个，它可以感受强光和颜色，主要在白天起作用；视锥细胞内有三种视色素，分别是红、绿、蓝，可以分别感觉三种颜色的强弱。由于这三种颜色可以组成我们看到的所有的色彩，所以三种神经冲动就可以组合起来告诉我们看到了什么颜色。

小知识

色盲知多少

所谓色盲，就是不能辨别色彩，即辨色能力丧失。

全色盲：完全性视锥细胞功能障碍。与夜盲相反，这种人喜暗、畏光，表现为昼盲。七彩世界在其眼中一片灰暗，如同观看黑白电视一般，仅有明暗之分，而无颜色差别。

红绿色盲：最常见。红绿色盲者视网膜上缺少感受红光或绿光的锥体细胞，因而分不清红色和绿色。他们把整个光谱看成两种色调：黄色（红、橙、黄、绿）和蓝色（青、蓝、紫）。

房水

房水是睫状体分泌的无色透明的液体，约0.25毫升，具有营养和维持眼压的功能。房水过多可致眼压升高，形成青光眼。

晶状体

晶状体是富有弹性的透明体，就像是一个双凸面透镜，直径9~10毫米。晶状体外层是一个囊袋，通过悬韧带固定在睫状体上。睫状体也可通过悬韧带改变晶状体的形状和厚薄。看远处时，晶状体比较薄，表面的曲率半径较大，厚度约3.6毫米；看近处时，则变厚，曲率半径变小，最厚能达到4毫米。正因为如此，晶状体是参与调节过程最重要的构件。

玻璃体

玻璃体是一种无色、透明、黏稠度稍大于鸡蛋清的胶状物质，具有屈光和固定视网膜的作用。它填充于眼球后部4/5的空腔内，其形状与它所在的空腔相吻合。

玻璃体在周围环境异常的情况下，如高血压、糖尿病、高度近视时，可发生病变，产生浑浊，表现为飞蚊症。

视路和视觉中枢

视路是将视网膜接收到的图像的信息传导到大脑的通道，包括视神经、视交叉、视束、外侧膝状体和视放射。视觉信息在这条通路中不仅仅是简单的通过，它们还对这些信息作初步的加工处理，处理后的信息再传到视觉的终点——视觉中枢即大脑的纹状区。所以说，我们看到物体的最终位置是大脑的视中枢，而不是眼球。如果视路的任何一个环节遭到破坏，我们都将无法看清物体。

视觉中枢位于大脑皮层的枕叶，它不但能接收图像信号，还指挥眼球跟随图像运动、看远看近时的调节与集合。

眼的附属器

眼睑

眼睑俗称眼皮，由上、下两块构成，上面的叫上眼睑，下面的叫下眼睑，起着保护眼球的作用。强光时的眯眼可以减少光线进入眼球。眼睑上的睫毛，具有阻挡灰尘和汗水的作用。

眼外肌

眼球的转动靠六条眼外肌支配，分别是内直肌、外直肌、上直肌、下直肌、上斜肌和下斜肌。这六条肌肉互相协调，使眼球能随意灵活地向各个方向转动。

泪腺

泪腺包括泪腺和副泪腺。泪腺位于眼眶外上方的泪腺窝内，有神经支配，即受情绪的影响而分泌，如大哭时的泪水由泪腺分泌。副泪腺和其他睑板的腺体和细胞构成了眼睛的基础分泌。基础分泌在夜间睡眠时依然存在，分泌量随年龄增加而减少。泪液对眼球起着润滑和冲刷保护的作用。

近视小锦囊

简单地说，眼睛是一个具有弹性的球状物。我们看清任何物体都需要经过它的变形来调节。因而，认识和了解眼球的结构有助于青少年更好的理解预防近视的各种措施。

视力是如何形成的

凸透镜与视网膜成像

根据前面的介绍,我们知道,人眼的结构相当于一个凸透镜,只不过这个凸透镜可以根据外界环境的变化来调节焦距。外界物体射入眼内的光线如果不能聚焦在视网膜上,即不能在视网膜上成像,就会看不清甚至看不到物体。也就是说,要看清外界物体,视网膜不仅需要被照亮,还必须要外界物体的光线汇聚到视网膜上。外界物体能在视网膜上成像需要依靠眼的屈光系统,屈光系统就是几个凸透镜的组合,主要由角膜、房水和晶状体组成。因此,了解凸透镜的原理非常重要。

小实验

视网膜成像的验证

点燃一支蜡烛,一手持一张纸板,另一手持一面凸透镜(可用老花镜代替)置于蜡烛和纸板之间。通过调整凸透镜的距离可以在纸板上看到倒立的蜡烛影像。

这就类似于眼球的成像原理。人眼的角膜、房水、晶状体等屈光元件的组合就是那面凸透镜,视网膜就相当于那张纸板。

近视小锦囊

“D”即 diopter，是屈光度的国际标准单位，1D 即通常所说的 100 度。一般配镜中心均用“D”为度数的单位，如 −1.00D 即近视 100 度，+1.00D 即远视 100 度。

平行光线（一般 5 米以外的入射光线可以看成是平行光线）经过凸透镜能汇聚于一点，此点即焦点。从凸透镜光学中心到焦点的距离叫作焦距，焦距的倒数即是透镜的屈光度。人眼的屈光度即是根据这个原理而得的。因此，屈光度越大，焦距越短。例如：凸透镜的焦距是 0.5 米，是 2.0 屈光度（D）；凸透镜的焦距的是 0.33 米，屈光度是 3.0D；0.25 米的是 4.0D……以此类推。

早在 17 世纪，Ch. Scheiner 把摘出的眼球，在视网膜上开一个小窗，见到了倒像，证明了眼球屈光系统的作用和眼成像的原理。有兴趣的青少年可以动手做做以下实验。

小实验

找一面放大镜或老花镜（凸透镜），对着太阳，阳光经过凸透镜后可以在某一距离处形成一个圆形的亮点（做这个实验时一定要戴上太阳镜，否则易伤害眼睛），那个亮点就是太阳的像，那个像点的位置就是焦点，焦点到镜片的距离就是焦距。如果用几种不同度数的凸透镜做这个实验，你可以发现，各个镜片焦距是不同的。

规律是：凸透镜的度数越大，焦距越短。

近视与凹透镜

由于近视患者眼睛（可看作凸透镜）的屈光度变大，为抵消这种变化，人们矫正近视时选用的眼镜就是一些度数不等的凹透镜。光线通过凹透镜会散开，散开光线的反向延长线也能聚会成一点，这一点就是凹透镜的焦点，焦点到镜片的距离叫焦距。在医学上，人们用“－”号表示凹透镜；相应地，用“＋”号表示凸透镜用。譬如，－2.00D 代表 2.00D 的凹透镜，即 200 度近视眼镜；＋2.00D 代表凸透镜，即 200 度远视眼镜。

散光与柱镜

一般人认为散光就是有重影，看东西不清晰，这种说法并没有错误，却并不科学。散光就是光线通过眼睛后，没有在视网膜上形成一个清晰的成像点，是一个散开的弥散圈，所以看东西有重影、不清晰。

散光的矫正是由柱镜来完成的，简单地说，柱镜的成像原理是：柱镜只对一个方向的光线屈光，对其他方向没有屈光作用，因而可以矫正某一角度的屈光不正。

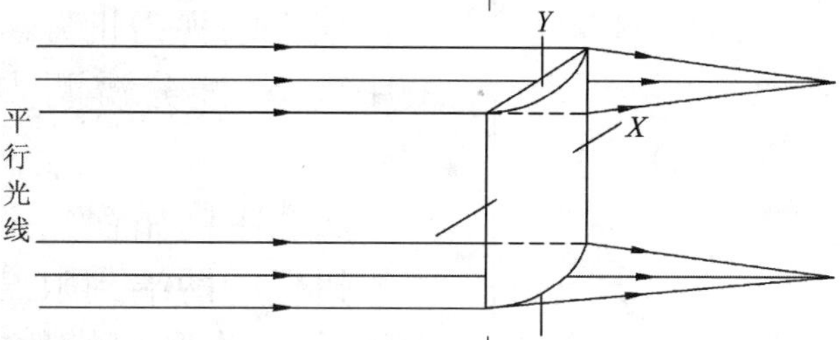

柱镜示意图：与凸透镜和凹透镜不同，柱镜仅能改变某一直线上的屈光状态，因而可用于纠正散光

小知识

解读医生对视力的表达方法

我们去医院检查时，经常只能看到一些数字和字母，没有一个汉字。

例如：－2.00DS／－1.00DC×180，＋2.00DS/＋1.00DC×90

这些数字和字母到底是什么意思呢？

这里，球镜用 DS 表示，柱镜由 DC 表示，在“×”后面的数字是柱镜的轴位，用“/”表示两种镜片的组合。近视用“－”，远视用“＋”。

那么：

－2.00DS／－1.00DC×180 表示近视 200 度，联合近视散光 100 度，轴位是 180°。

＋2.00DS／＋1.00DC×90 表示远视视 200 度，联合远视视散光 100 度，轴位是 90°。

视力

近视检查的第一步就是视力检查。广义的视力应该包括光觉、色觉、形觉、立体觉和运动觉。与近视关系最密切的应该是形觉。顾名思义，形觉是辨别物体形状的能力，被简称为视力。狭义的视力指分辨两个点的能力。在固定的距离下，能分辨两点之间的距离越小，视力越好。

实践中则用视角来衡量视力。视角是被观察的目标的两端到眼结点连线的夹角。从下图中可见，视力和目标的大小成正比，与目标的距离成反比。

视力表与视角的关系：由图可知，视标“E”越远，视角越小，视力越好

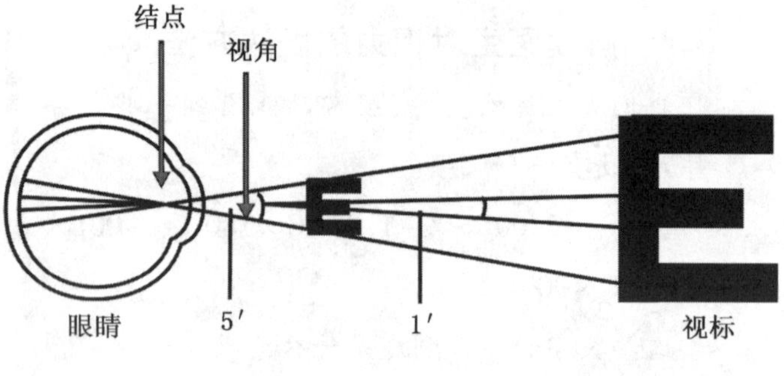

视角一般用“分”做单位，“分”用“′”表示（1° = 60′ = 60″），视力表的设计也用视角做单位。能分辨的视角越小视力越好。人们通常用视角的倒数来表达视力的好坏。譬如，能分清2′视角，视力是1/2 = 0.5；能分清1′视角，视力就是1/1 = 1.0；能分清0.5′视角，视力是1/0.5 = 2.0。

人眼能分辨的最小视角一般学者认为是1′，但有不少实验资料都低于1′。从视力表视力的角度来说，1.0只可以看作是正常人能够胜任一般工作的视力，但不是正常人平均视力。经测定，正常人看对数视力表“E”视标的视力应该在1.5左右。人眼的视力有时可能很高，超过2.0的也有不少。国外有报道称视力最高可达到10.0，即在50米处看清1.0那一排视标。有时某人检查出的视力虽然已经达到1.0，但还是觉得视力不好，这是因为他原来的视力可能超过1.0。

小知识

婴幼儿的视力变化（口诀）

一月怕光二月动

四月抬头看小手

六月近物能抓住

八月眼睛随手转

一岁准确指鼻口

二岁走路会避物

三岁会查视力表

五岁眼睛发育好

解释：一个月左右的婴儿遇强光会闭眼；两个月左右的婴儿头会追随自己喜欢的颜色（多为红色）而动；四个月左右的婴儿常可抬头看着自己的手；八个月左右的婴儿眼睛可注视大人的手，并随着手转；一岁左右的儿童能够准确指自己的嘴和鼻子；两岁的儿童走路会避开障碍物；三岁的儿童语言和视觉都趋于成熟，可查视力表；五岁的儿童视力基本达到成人水平。

眼睛是怎样看清物体的

什么是调节

眼睛在正常情况下，角膜和晶状体与视网膜的距离是固定的，即在焦距不变的情况下，只能看清楚 5 米以外的远处物体。为了既能看清远处的物体，又能看清近处的物体，人眼通常能不断改变晶状体屈光度大小，这种功能就是眼的调节。

眼睛的调节：正常人眼在不调节时，只能看清远处物体；要想看清近处物体，必须调节晶状体的屈光度

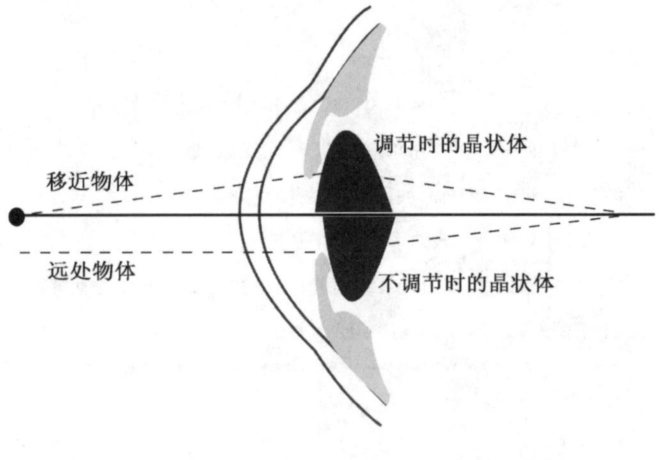

小知识

人和动物调节眼睛的方式都一样吗

不同动物调节眼睛的方式是不同的。

软体动物多是通过将眼轴变长，视网膜向后移位来看清物体的。

鸟类可以将角膜的曲率半径缩小，让焦距变短，从而看清物体。

鱼类则可以将晶状体向前移位，将焦点向前移位。

人类的角膜形状变不了，视网膜和晶状体的位置也不能改变，所以看近处时不可能用以上动物的办法。人类看近处物体是用改变晶状体的屈光度的办法完成的。

调节是怎样完成的

人眼的调节是通过改变晶状体的曲率半径完成的。当看近物时，晶状体中央部分表面变突，曲率半径变小，屈光力变大；看远物时（5 米以外）则相反，晶状体中央部分表面变平，曲率半径增大，屈光度减小，其目的是使物体能在视网膜上形成清晰的图像。改变晶状体曲率半径的能力是由睫状体中的睫状肌完成的。看近物时，睫状肌收缩，晶状体曲率半径变小，眼的调节力增大；看远物时，睫状肌放松，晶状体曲率半径变大，眼的调节力降低。

如果想知道看近物时用了多少调节力，可以用公式 D = 1/F（屈光度 = 1 米/焦距）来计算。譬如正常眼看 0.33 米处需要用 1/0.33 = 3.0D 的调节力，看 0.2 米处需要 1/0.2 = 5.0D 的调节力。也可通过该公式在计算近视眼所能看清的目距离，如 400 度近视能看清的目标距离是 0.25 米（1 米/4.00）。近视的青少年朋友可根据自己眼镜的度数算算自己能看清的距离有多远。

近视小锦囊

随着年龄的增长，晶状体的密度逐渐增大，弹性逐渐下降，晶状体会变得越来越僵硬。同时，晶状体囊的弹性也逐渐减少，共同导致了晶状体变形能力的下降。因此青少年尤其应注意，年龄越大，调节能力越弱，视力恢复越困难。眼的调节能力一般与年龄呈线性关系：平均的调节幅度 = 18.5 − 0.3 × 年龄。

眼的调节能力

眼睛在完全放松的状态下，即在不使用调节时能看清楚最远的一点被称为远点。而最大限度地使用调节能力能看到最近处物体的位置称为近点（注意：近点和远点都不是指看清物体的细节，而是指看清楚轮廓）。远点和近点之间的空间距离就是调节范围。正常人眼的远点在无穷远处（5 米以外），近视眼的远点一般在 5 米以内；正常人眼的近点在 10 厘米左右，因年龄而异，如 15 岁孩子一般为 8.3 厘米。

从无限远到人眼前 25 厘米的距离称为明视距离，人眼可毫不费力地看清物体。15 岁的孩子正是通过眼的调节能力才能看清 25 厘米到近点 8.3 厘米的距离。若长时间在此距离内看书、写字，将造成近点距离缩短，即近视眼形成。

眼的集合

在看近处物体时，两眼的视轴要转向被注视物体，使两眼物像均落在视网膜黄斑中心凹处，再经过大脑融合为一个物像，这个运动称为集合。集合的动作是通过双眼内直肌收缩、外直肌放松完成的。

集合使用米角（mA）做单位，1mA 表示双眼注视眼前 1 米处物体时的集合量。因此，集合量不仅与物体距离有关，与双眼的瞳孔间距也有关。在临床上，通常用棱镜度（△）来表示集合。若瞳距为 60 毫米，注视眼前 50 厘米的目标，则集合量 = 60 毫米 ÷ 50 厘米 = 12△。

通常看近处物体时，眼球除了动用调节力外，还会使用一定程度的集合反应,且两者呈一定的比例关系。如果这个比例失调,就会导致异常情况的出现,如视疲劳、内斜视等。

眼睛主动调节物像的原因

模糊像的刺激

不恰当的调节会在视网膜上形成一个模糊的像,这个模糊的像会触发调节。但是,调节不足及调节过度同样会产生模糊的像。那么眼睛到底是怎样放松调节和加强调节的呢?研究显示,这种情况下调节中枢可能是在“摸索”前进的,即当放松调节能使像清晰一些,那么就继续放松,直到完全清晰为止;而当加强调节时能使像清晰些,那么就继续加强调节。据研究,注视时眼睛是在0.25D的调节范围内不断地摸索着。

光的散发程度的刺激

眼睛离物体越近,光的散发程度就越大,就需要调节;反之,物体越远,光的散发程度越小,越不需要调节。

色像差的刺激

实验指出,视网膜上的色像差是提供调节的必要线索。如果物体较近,调节力又不足,像的边缘会发红;而如果物体较远,调节力又过强,像的边缘会发蓝。调节中枢就是根据这个红边或蓝边发出调节量的信号的。

集合的刺激

激发眼睛调节的刺激因素可能还有集合,需要的集合力大了调节就发生了,需要的集合力小了调节随之放松。但是不能解释单眼看近处物体时没有集合,调节照样发生的现象。

心理因素

看显微镜等验光仪器时,虽然仪器里显出的像应该是在无限远的，但是因为仪器和眼睛贴得很近，大脑会根据心理因素的影响立即下令调节。因而在用电脑验光时，常常会显示近视度数过高，就是有心理调节的原因。

屈光不正是怎么回事

人眼在没有调节时，即眼睛在完全放松的状态下，平行光线如果能聚焦在视网膜上，就是正视眼，即正常的眼睛。屈光不正是指眼在不使用调节时，平行光线通过眼的屈光作用后，不能在视网膜上形成清晰的物像，而在视网膜前或后方成像，包括远视、近视及散光。

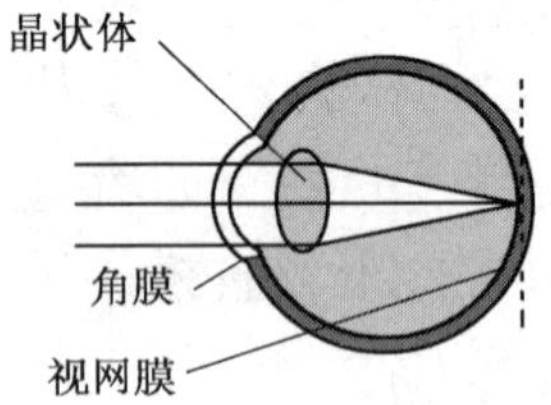

正视眼平行光线聚焦于视网膜

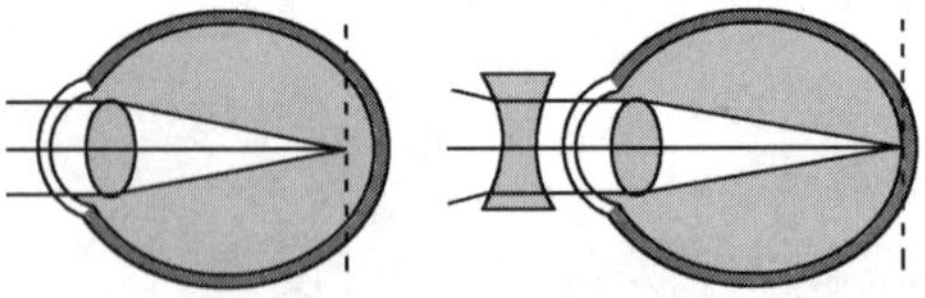

未矫正　　用凹透镜矫正

近视眼平行光线聚焦于视网膜前方

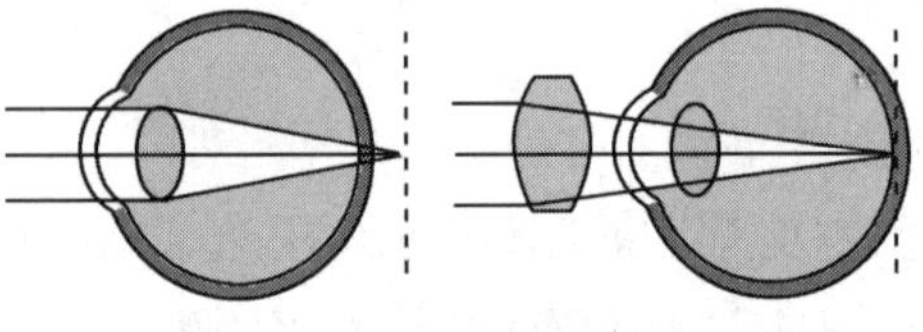

未矫正　　用凸透镜矫正

远视眼平行光线聚焦于视网膜后方

远视

在没有调节的状态下，平行光线不能聚焦在视网膜上，而是聚焦在视网膜后面，即眼的焦距大于眼轴长度，就是远视眼。远视可以理解为眼的屈光能力相对不足。矫正时可以用凸透镜补充过弱的屈光能力，使焦点重新落到视网膜上。

怎样理解远视眼的平行光线聚焦在视网膜后方呢？其实光线到了视网膜就没办法再向后方穿越了，只能在视网膜处停留下来，这时光线只能在视网膜上形成一个弥散圆，并不形成一个清晰的焦点。由弥散圆组成的图像清晰度下降，

近视眼与远视眼的矫正：近视眼和远视眼的物像均不能准确落在视网膜上，需通过凸透镜或凹透镜矫正。

视力也就下降了，就好像电视里的图像加了“马赛克”。

近视

眼睛在没有调节的状态下，平行光线不能聚焦在视网膜上，而是聚焦在视网膜前面，即眼的焦距小于眼轴长度，这就是近视眼。近视可以理解为眼的屈光能力相对过强，矫正时可以用凹透镜中和过强的屈光能力，使焦点重新落到视网膜上。

与远视眼相反，平行光线通过眼球后聚焦在视网膜前方，然后继续前行直至落在视网膜上，此时视网膜接收到的也是一个弥散圆了，因而看到的物体也不清楚。

散光

散光是一种极普遍的屈光状态，几乎每个人都有，比近视、远视还要普遍，只是真正需要配戴散光镜片的人相对较少。一般情况下，低于50度的散光不需要佩戴散光眼镜，低于100度也属于生理性散光，大多数人的散光都在这个范围内。

散光与角膜和晶状体表面的弯曲度不一致有关。譬如，在眼睛在垂直方向上的屈光力是

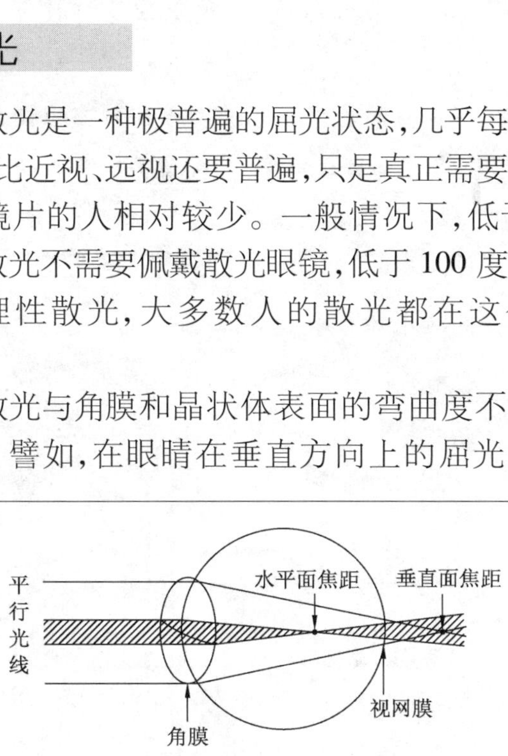

散光示意图：由于角膜和/或晶状体的表面变形，不是一个球面，而是在某个方向上焦距过近或过远导致视物模糊，即形成散光。

58D，而在水平方向上的屈光力是 57D，那就造成 1D 的散光。散光常常和近视或远视同时存在，严重影响视力。可以用柱镜中和某一方向上的屈光力过强或不足，使视力恢复正常。

散光分为眼外散光和眼内散光，前者主要是角膜的散光，后者主要是晶状体和玻璃体的散光。一般用角膜曲率计测所得的散光是角膜散光，验光所得的散光是综合内外之后的散光，两者不完全相同。

小知识

青少年近视的关键期和敏感期

青少年视力和视功能的发育，有两个重要的时点，即可塑性关键期和敏感期。

所谓可塑性关键期，一般在 3～4 岁。在此期内，异常的视觉环境可造成视功能障碍，而去除异常环境后，视觉发育可恢复正常状态。

所谓敏感期，是指 7～9 岁的青少年儿童。此期内应积极去除异常的视环境。青少年儿童若错过敏感期，即使去除异常的视觉环境，视觉的发育也很难恢复正常状态。

青少年为什么会近视

长期近距离用眼

人们早就认为长时间看近物会引发近视。早在1611年，德国天体物理学家开普勒就提出，长时间近距离用眼是近视发病的主要原因。到了19世纪，Cohn观察到学生的近视发生率随着学龄的增加而增高，认为可能是长时间近距离用眼的后果，因此提出了学校近视的概念。

大量的统计资料证明，近视发生率随着学龄的增加而增高。在以色列兵役体检的对象(16岁)中，学习年限长者(12年以上)近视发生率比学习年限短者高出近一倍。美国的一项调查显示，在同龄的青壮年人群中，学习年限为小于5年、5~8年、9~12年及大于12年的，近视发生率分别为4%、13%、22%与33%，差异非常显著。北京一项针对40岁以上人群的调查发现，随着文化程度的提高，近视发病率也随之增加。上海的一项

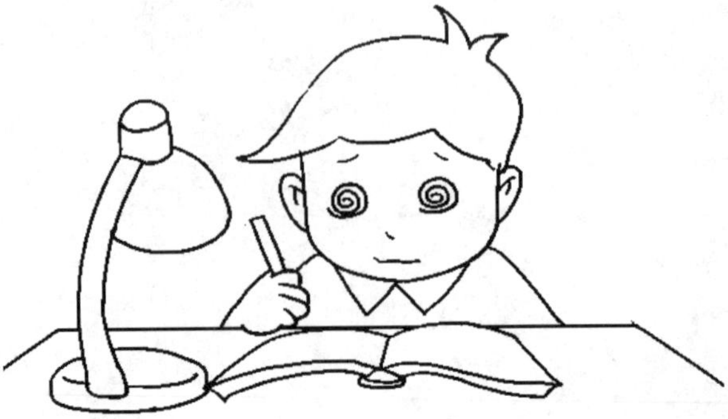

青少年长时间低头学习，易产生视疲劳，加剧近视的产生

调查显示，在年龄相同的学生中，每天课余读写时间为1～2小时、3小时、4小时及以上的，近视发生率分别为28%、39%与55%，差异非常显著。另外，我国城市学生近视发生率明显高于农村学生，这主要是由于城市学生的近距离用眼时间较长而引起的。

近年来，看电脑、玩手机成了青少年的时尚和嗜好，这更是缩短了看近物的距离，增加了看近物的时间。许多孩子做作业时眼睛距离作业本的距离不到10厘米，甚至只有6～7厘米，致使近视的发病率不断攀升，度数也不断增高。小学生有500度以上的近视也不足为奇。

大量的事实有力地证明了长时间近距离用眼是促进近视发生发展的重要原因。这个现象可以用公式概括：

$$M = T/S$$

式中，M 代表近视发病率，T 代表看近物的时间，S 代表看近的距离。

睡眠不足

青少年的眼球正处于生长发育阶段，调节能力很强，球壁的伸展性较大，阅读、书写等近距离用眼时的调节和辐辏作用，使眼外肌（主要是内直肌）对眼球施加一定的压力，眼内压也相应升高。随着调节和辐辏的频率和时间逐渐增加，睫状肌和眼外肌经常处于高度紧张状态，巩膜组织在眼外肌的长期机械性压迫下，球壁逐渐延伸，眼轴拉长。

除此之外，青少年的神经系统兴奋性较强，容易疲劳，如睡眠不足、长时间玩耍等，疲惫的神经细胞不能很好地休息，能量得不到补充，可使神经系统特别是自主神经系统功能发生紊乱，进而影响眼睛局部的交感神经和副交感神经，导致眼睫状肌调节功能紊乱，影响视力健康。

小知识

青少年的最佳睡眠时间

大家都知道，睡眠对青少年的生长发育至关重要，但究竟睡多长时间才合适呢？为保证我国青少年睡眠时间，中共中央和国务院发布了《关于加强青少年体育、增强青少年体质的意见》，指出要确保青少年休息睡眠时间，保证小学生10小时/天，初中生9小时/天，高中生8小时/天。

但调查显示，过去十年来我国青少年儿童的睡眠时间持续减少，近八成中小学生睡眠不足。“中国少年儿童十年发展状况研究报告”显示，在学习日中小学生每天平均睡眠只有7小时37分钟。

美国密歇根大学的专家调查显示，青少年每天最佳的睡眠时间为9小时45分钟，并将结果发表于美国《儿科学杂志》；美国“全国睡眠基金会”也建议，青少年每天最佳睡眠时间是9小时45分钟。

光污染

光污染指过量的光辐射对人类生活和生产环境造成不良影响的现象，包括可见光、红外线和紫外线造成的污染。广义的光

开夜灯睡觉是光污染的一种，可间接导致眼睛休息不好，促进近视的发生

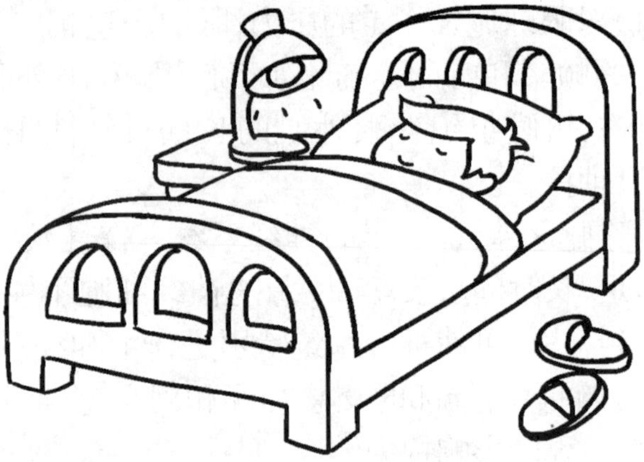

污染还指一些可能对人类视觉环境和身体健康产生不良影响的事物，包括生活中常见的书本纸张、墙面涂料的反光，甚至是路边彩色广告的“光芒”亦可算在此列，光污染所包含的范围之广由此可见一斑。在日常生活中，常见的光污染所导致的状况多为由镜面建筑反光所引起的人们的眩晕感，以及夜晚不合理灯光给人体造成的不适。

光污染对眼睛的伤害是多方面的，视疲劳、视网膜损害、白内障等多与光污染有关。

另外，开夜灯睡觉也是光污染的一个重要来源。睡觉时开灯照亮了眼睑，光线再从眼睑射到眼底视网膜上，因为眼睑是紧贴着眼球的，所以视网膜接收了很近的光线，可能起到促进近视发生的作用。再者，开灯睡觉易造成睡眠较浅，不利于大脑的休息以及眼的保养。当然，如果孩子对黑暗极度恐惧，可以在睡觉时留一盏小夜灯。

遗传因素

良性近视发病是否存在遗传因素，这个问题

尚存在争论。有观点认为,父母有近视的孩子的近视发病率要高于父母无近视的孩子,黑种人的近视发病率远远低于黄种人,因而认为是与遗传有关;也有部分研究者认为,遗传与近视发病率无关,他们认为三十多年来我国大学生的近视发病率从原来的20%猛增到85%以上,难道仅仅隔了一代人,他们的遗传密码就改变了吗?不可否认,遗传因素在近视尤其是高度近视患者中起了重要的作用,但目前全国青少年有如此高的近视率,远非遗传因素所能解释和说明的。

人在刚出生时的屈光状态大部分是远视,在出生后生长发育的过程中逐渐向正视眼过渡。在过渡阶段,眼睛有很强的可塑性,如果接触到的环境大部分是需要看远的,眼睛的发育就向适合看远过渡;如果接触到的环境大部分是需要看近的,眼睛的发育就向适合看近过渡。

受遗传的影响,每个人出生时远视的度数是恒定的,而且大部分是远视状态。如果出生时的远视度数比较大,抵抗近视发生的余地就比较多;如果远视的度数比较小,抵抗近视的余地就比较少;如果出生时就没有远视,那么他就没有抵抗近视的余地。

譬如说,假定每个12岁的孩子都会得300度近视,那么原来有300度远视的孩子可能正好和300度近视抵消,他就不会发生近视;而原来只有200度远视的孩子就会得100度近视,而原来没有远视的就会得300度的近视。

出生时的屈光状态完全是遗传决定的,父母都有近视的孩子在出生时的远视度数可能就比较小,或者没有远视。再加上后天环境中经常长

近视小锦囊

近视大于600度的即可称为高度近视,高度近视占整个近视人群的27%~33%。国内外研究显示:600度以上的高度近视是多基因遗传病,后代得近视的概率非常大。

时间看近处物体或经常很近距离看东西，他们得近视的可能性就比较大，或者说得的近视度数比较深；而父母都没有近视的孩子在出生时远视的度数比较大，如果后天的环境比较好，看近物的时间比较少，看近物的距离比较大，他们得近视的可能性就比较小，或者得的度数比较浅。

营养

营养对近视的发病有没有影响，这个问题已经争论很久。曾经有人认为营养不良与近视发生有关。国外有报道称，近视与缺硒和缺铁有关，尤其是缺钙可以使巩膜软化而使眼轴变长，造成近视。但事实上，在非洲、东南亚等不发达地区的孩子常有营养不良的现象，近视的发病率却比较低；而日本、新加坡等地生活比较富裕，近视的发病率却位于世界前列。

我国在20世纪60年代初时，人们的营养普遍较差，但近视发病率很低。近年来生活水平提高，营养较好，但是近视发病率却逐年增高，说明营养的好坏与近视发病率关系不大。

正常情况下，合理的营养搭配就可以预防因微量元素缺乏而引起的近视，不需要刻意过多补充氨基酸、维生素之类的营养品。

近年来，随着人们生活水平的提高，青少年偏食、缺乏微量元素的情况也越来越多，对于偏食且近视的青少年，有意识地合理搭配饮食也是非常重要的。

附：对眼睛有益的食物

蛋白质

就巩膜来说，它能成为眼球的坚韧外壳，就是由于它含有多种必需氨基酸，构成很坚固的纤维组织。肉、鱼、蛋、奶等动物性食物不仅含有丰富的蛋白质，而且含有全部所需的必需氨基酸。

钙

钙是骨骼的主要构成成分，也是巩膜的主要成分。多吃高钙食物对增强巩膜的坚韧性有重要作用。食物中牛骨、猪骨、羊骨等动物骨骼含钙丰富,且易被人体吸收利用。其他如乳类、豆制品、虾皮、虾米、鸡蛋、油菜、小白菜、花生米、大枣等含钙量也较多。

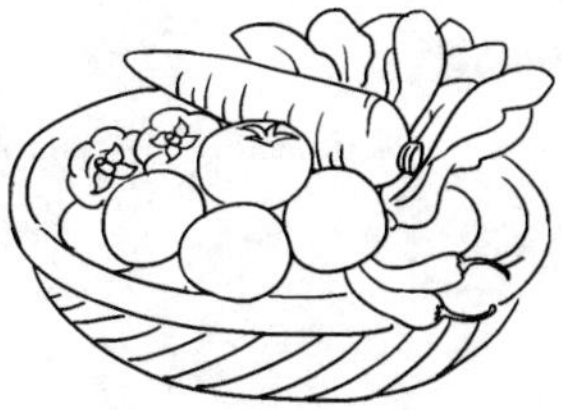

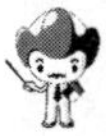
合理搭配饮食

锌

近视者体内常缺乏微量元素铬和锌,应多吃一些含锌和铬较多的食物。食物中如黄豆、杏仁、紫菜、海带、羊肉、黄鱼、奶粉、茶叶、肉类、牛肉、肝类等含锌和铬较多,可适量增加。

维生素

维生素是人体必需的营养物质。虽然人体对它们的需求量很小,但它们在人体物质和能量代谢中起着极为重要的作用。用食疗方法防治近视时,应适当多补充些维生素 A、B_1、B_2、C 及 E。富含维生素的食品有蛋、奶、肉、鱼、肝脏和新鲜的蔬菜、水果等。

近视产生的机制

眼轴变长

单纯性近视眼主要的生理改变是眼轴变长，这与眼球后部的巩膜变薄有关。就像吹气球，越吹越大，气球壁也越来越薄。通过动物实验的研究发现，视网膜会产生一系列活性物质如血管活性肠肽、多巴胺、视黄酸等作用于巩膜细胞，促进了巩膜细胞外基质的降解，抑制部分物质的合成，引起巩膜变薄。目前有很多体外细胞培养实验也证明了这些理论，但这些理论仅仅停留在动物实验阶段，应该谨慎地应用于人类近视眼的防治。

调节学说

长时间看近物时，人眼的睫状肌长时间收缩，晶状体的屈光能力增强。当睫状肌长时间处于收缩状态时，收缩时的代谢产物可能刺激眼睛，并发出信号到大脑，大脑经分析后会发出指令，促使眼睛向适合看近物的方向生长发育，即眼轴变长，真性近视就产生了。

但是，有研究者用切断睫状神经的方法阻断了调节的发生，不让睫状肌收缩，试图阻止近视的发展；可事与愿违，这样做并没有阻止近视的发展。由此他们得出结论:调节不是引起近视的主要原因,至少可以认为调节不是发生近视的唯一原因。

目前多数临床研究支持眼的屈光不正的发展主要与眼调节功能和眼调节滞后量有显著相关。调节滞后产生一个类似于远视性离焦的模型,从而诱发近视。近视眼的调节滞后量比正视眼明显增加的可能原因是近视眼球的像差比正视眼大,或者像差各阶成分存在差异,更大的像差使得眼球焦深增加,降低了对离焦图像的敏感度,进而减弱了调节。另一个原因可能是近视眼内的感觉系统对调节刺激信号不太敏感。此外,在动物实验中发现,调节在双视觉平面引起的屈光变化中起到必需作用,提供了调节与近视关系的直接证据。

形觉剥夺学说

缝合幼猴的上下眼睑,猴子看不到任何物体,但是一些光线还能透过眼睑看到。一年半后拆除缝合,检查猴子的眼轴增加了20%,得了1300度的近视。这是因为模糊的像刺激了视网膜,视网膜产生一种叫血管活性肠肽的物质,促使巩膜向后方生长,使眼轴增长,最终产生了近视。

人眼在看近物时旁中心区的图像不是很清楚,剥夺了清楚图像的刺激,这是产生近视的原因之一。

如果将缝合眼睑的猴子放在完全黑暗的环境中,则猴子不会得近视。这是因为视网膜上没有图像,不会刺激视网膜。

人类典型的形觉剥夺性近视发生在儿童期的高度上睑下垂,先天性白内障或角膜混浊,但数量极少。

离焦学说

假如给正常人戴上凹透镜(近视眼镜),在不使用眼的调节功能的情况下会视物模糊,为了使影像变得清晰,需使用眼的调节功能让焦点回到视网膜上,但若凹透镜度数过高超过眼的调节能力,焦点还是不能落在视网膜上,这就是离焦状态。持离焦

近视小锦囊

无论哪种学说都不能完美地解释长时间看近物能形成近视的机制。可以笼统地理解，长时间的近距离工作引起视网膜、巩膜等多种的生物化学改变，造成巩膜变薄和眼轴延长，最终造成近视。这实际上都是为了适应长时间近距离用眼这种环境的一种反应。

学说的人认为，离焦状态能够诱发近视。

动物实验显示，给猴子、树鼠或鸡戴上凹透镜可以使它们的眼轴出现代偿性增长，产生近视。眼轴的增长需要等到视网膜能和离焦吻合时（即焦点落在视网膜上时）才停止，这种近视称为离焦性近视。

这种代偿作用可以十分精确，也可以十分快速（鸡和鼠可少于2周），由此可见眼睛有一个主动正确的调节系统来适应视觉环境的改变。这个实验是支持离焦学说的强有力的证据。

据观察，近视人群的调节力比较弱，处于滞后状态，这也支持了离焦学说。可以这样理解，人眼的视网膜需要精确地对准焦点，当焦点总是落在视网膜的后面时，就不得不让巩膜向后延长，以便"追赶"焦点，这就造成了眼轴延长，形成近视。好比是同一种类的树，为了和其他的树争抢阳光，长在森林里的树要比生长在平原上的树高出许多。眼睛是"追赶"焦点，树木是"追赶"阳光。

视力检查知多少

视力检查首先是根据视力表检查视力，其次是验光检查。其中视力表视力是检查近视最重要的方法之一。视力表主要由几何图形、文字、实物等视标组成，目前最常见的是用“E”，又叫文盲E，常用的是上、下、左、右四个方位。

视力的记录方法

小数记录法

1875年法国的Monoyer提出用视角的倒数为视力的记录方法。例如：能分辨每笔划相当于5.0′视角的视标，那么他视力的小数记录是1/5 = 0.2。能分辨10.0′的视力是0.1，1.0′是1.0……以此类推。

五分记录法

五分记录法是1958年由我国缪天荣创造的。即将视力分成5个等级，1分为光感，2分为手动，3分相当于50厘米指数(即小数制的0.01)，4分相当于小数制0.1，5分为标准视力

(1.0)。五分记录法与目前国际流行的视力记录方法不能接轨。同时因缺少0.7和0.9两行,不便于进行国际学术交流。五分记录法与小数记录法之间的换算关系是:

$$L = 5 + \lg V$$

式中,为 L 五分记录视力,V 为小数记录视力。

分析

小数记录法与五分记录法的换算

小数记录的0.2及1.0相当于五分记录法视力记录的多少?

解:$L0.2 = 5 + \lg 0.2 = 5 + (-1) + 0.3 = 4.3$;

$L1.0 = 5 + \lg 1.0 = 5 + 0 = 5.0$。

视力的检查距离

远用视力表的常用检查距离国内是5米,英美等国则是6米。在测定低于0.1视力时,常将检查距离缩短到4米、3米、2米或1米不等。在1米处看清5米检查距离的视力表0.1时的视力是 $0.1 \times 1/5 = 0.02$,2米处是 $0.1 \times 2/5 = 0.04$,3米处是 $0.1 \times 3/5 = 0.06$……以此类推。

近视力表的常用检查距离有40厘米、30厘米及25厘米等,正视眼分别需用2.5D、3.3D及4.0D调节力。最常用的是在眼前40厘米处进行检查。

常用视力表介绍

视力表是用于测量视力的图表。国内使用的视力表有国际标准视力表、对数视力表、兰氏(Landolt)环视力表。从功能上分有近视力表、远视力表。检查视力一般分为远视力和近视力两类。远视力多采用国际标准视力表,此表由12行大小不同开口方向各异的"E"字所组成;测量范围为0.1~1.5;每行有标号,被检者的视力表操作方法为:视线要与1.0的一行平行,距离视力表5 米。

对数视力表，又称五分制视力表，是我国的缪天荣在1958 年提出的设计，于1990 年5 月开始在我国实施。它克服了国际标准视力表和视力的小数记录法的某些缺点。在五分记录法中，5.0 以上为正常视力，相当于小数记录法中的1.0 以上；4.0 相当于0.1。4.0 仍看不清者用手指代替E 视标测量3.0 表示能看清眼前的手指数；2.0表示能看清眼前手动；1.0 表示能看到光感。

目前我国常用的远视力表有国际标准视力表、对数视力表和儿童用视力表。国际标准视力表用的视标是E，但是中间一横短一点，所以容易看清。对数视力表用的也是E，但是三横一样长，比国际标准视力表难看一点。分辨两种视标的难易程度大约相差20%。一般来说，在国际标准视力表看到1.0，用对数视力表只能看到0.8。

儿童用的视力表的视标是用各种动物或日常用品图形绘成，儿童视力表也适用于文盲或智力低下的成人（详见附录）。

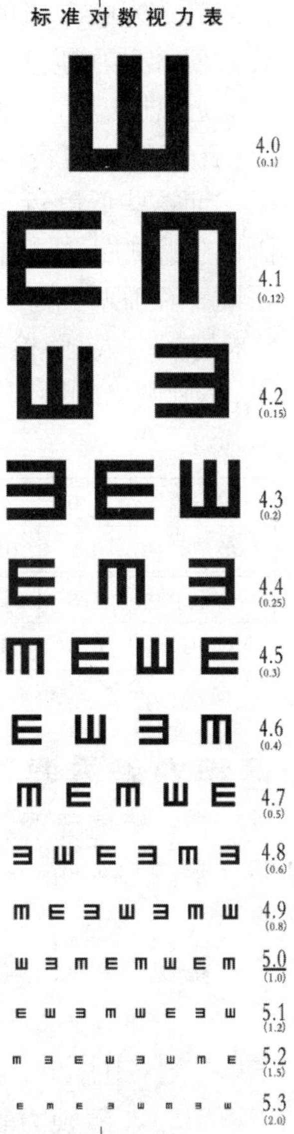
标准对数视力表
4.0 (0.1)
4.1 (0.12)
4.2 (0.15)
4.3 (0.2)
4.4 (0.25)
4.5 (0.3)
4.6 (0.4)
4.7 (0.5)
4.8 (0.6)
4.9 (0.8)
5.0 (1.0)
5.1 (1.2)
5.2 (1.5)
5.3 (2.0)

对数视力表
五分记录法

近用的视力表有标准近视力表，检查距离是30 厘米。对数近视力表的检查距离是25 厘米。

有一些商家会将自制的视力表送给顾客，这些视力表大多不规范。有的是视标大小不标准，查出的视力自然不准确。还有的商家为了迎合一般家庭房间长宽不足5 米的事实，设计了检查距离为 3 米或 2 米的视力表，这种视力表虽然在家庭中使用比较方便，但是可以掩盖轻度近视视力下降的事实。譬如，一个 50 度的近视眼，用正规的视力表检查视力可能只有 0.6 ~ 0.8，而用 2 米距离的视力表检查视力可以正常，因而漏掉了低度近视的诊断。而这些低度近视者，大部分是能够治好的假性近视。目前国内使用的正规视力表是国家标准对数视力表，根据检查距离不同，有的视力表是在 5 米处检查，有的是在 3 米处。如果只有 5 米的视力表，而检查距离又有限，可以在 2.5 米处放置一面镜子，达到两倍的距离即 5 米的效果。

小数视力和对数视力的换算关系

五分记录法	4.0	4.1	4.2	4.3	4.4	4.5	4.6	4.7
小数记录法	0.1	0.12	0.15	0.2	0.25	0.3	0.4	0.5
五分记录法	4.8	4.85	4.9	4.95	5.0	5.1	5.2	5.3
小数记录法	0.6	0.7	0.8	0.9	1.0	1.2	1.5	2.0

看视力表需要注意什么

在一般情况下只要将视力表放在明亮处即可获得满意的照明。室内自然光线一般是大于 100 lx 的，但是不要有阳光的直射。

看视力表时不能歪头、眯眼或前倾身体。

小知识

看视力表时为什么不能歪头或眯着眼睛

眯眼能使近视眼的视力提高，所以看视力表时不能眯眼。一个 100 度的近视如果不眯眼看视力表，他的视力大概是 0.5，如果眯眼了，常常能达到 1.0。眯眼看视力表会带来不小的误差。歪头和低头也能起到和眯眼同样的效果，检查视力时也要避免。

看视力表的速度也不能太慢，每个视标的辨认时间不能超过3秒钟。

常用验光方法介绍

验光是检查近视最重要的一步，准确的验光数据是配眼镜的重要依据，不能马虎。近年来，国家对眼镜市场做过调查，发现合格率仅为10%～34%。近视分为真性近视和假性近视，如果是假性近视，可以通过休息或药物使眼睛得到放松，从而恢复正常。如果是真性近视，且达到一定度数，就只能通过戴镜矫正。

验光的技术含量比较高，不能马马虎虎地对待。一般验光包括客观验光和主观验光。客观验光是用电脑验光仪或者检影获得基本资料，在此基础之上，通过综合验光仪进行进一步的精确判断。

小知识

近视度数相同裸眼视力一定一样吗

近视度数和裸眼视力不是绝对的成比例。比如，有的人近视275度，裸眼视力能够看到0.5，而有的近视仅仅100度，裸眼视力同样只有0.5。因此，用看清目标的距离来估算近视的度数不够精确也没必要。如果检查发现视力下降，怀疑是近视，想得到精确的近视度数，应该进行进一步的验光检查。

电脑验光

电脑验光仪操作方便，数秒钟就能给出验光结果，对操作人员的技术要求也不高。去过眼镜店的家长或者青少年都有过这样的经历：通过注视电脑验光仪中的视标，很快就能得到验光结果。但电脑验光只能粗略的估计近视的度数，除了因为电脑验

近视小锦囊 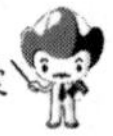

青少年尚在生长发育阶段，眼睛的调节能力强，近视度数容易变化。专家建议：青少年每年至少要做两次视力检查，及时了解眼睛的现状并调整眼镜度数。

光仪可以触发感知性调节外,儿童或者青少年的生理特点是最主要的原因。前面有关章节有提到调节的概念,青少年儿童由于生理性调节较强,通过电脑验光仪自带的雾视功能没有办法完全消除掉,因此得到的仅仅是眼球屈光状态的简单评估,即到底是近视还是远视,有没有散光等。不过,用电脑验光来估计一下大概的度数,给下一步检查带来方便,节省了验光的时间。

检影验光

检影验光是验光师用检影镜观察从瞳孔发出的光亮的状况。通过检影镜将眼球内部照亮,光线从视网膜反射回来,这些反射光线经过眼球的屈光成分后发生了改变,通过检查反射光线的变化判断眼球的屈光状态。因为这种方法完全由验光师判断,不需要被检者自己参与,所以是一种客观的验光方法,免除了因被检者判断不准而带来的误差,但是需要验光师具有较高的检影验光技巧。

检影验光时常常需要散瞳,目的是用药物麻痹睫状肌,让被检者的调节能力暂时消失,以免调节干扰验光的准确性。避免了将假性近视误诊为真性近视的可能。不过需要根据具体情况灵活掌握散瞳与否。

低于 12 周岁的近视患者,眼睛的调节能力过强、有内斜视或者视力检查不合作的人都需要散瞳。散瞳以后还可以方便医生进一步的眼底检查,了解有无近视所致的眼底改变,为尽早发现视网膜变性甚至脱离提供良好的观察机会。目前认为,有视力问题或者有明确内斜视的儿童，第一次验光应该选用1%阿托品凝胶散瞳，其他情况一般使用0.5%托比卡胺滴眼液。在通过电脑验光或者检影获得基本资料以后，应该在综合验光仪上进行详细的主觉验光。

插片验光

插片验光是将各种不同规格的镜片放在试镜架上给被检查者试戴，找出哪一个镜片更清楚、更舒适，以测出近视的度数。这种方法实际上不是医生验光，而是被检查者自己在验光。插片验光具有设备简单、操作简便等优点，有经验的验光人员通过该方法也能得到较精确的检查结果，这也是很多眼镜店主要的验光方法。但是，由于插片验光是一种主觉验光，对于青少年儿童，尤其是12岁以下者，不适宜用此方法验光。因为青少年儿童眼睛调节能力较强，试镜时常会过度调节导致验光结果过高，反而使近视发展更快。对于青少年一定要采用散瞳验光。

综合验光仪验光

综合验光仪是目前国际公认的验光主要设备，它是将很多镜片组合在一起，再配一个多功能投影式视力表的验光仪器。用这种仪器除了有能测出近视、远视和散光的镜片外，还有能测出隐斜、双眼融像、立体视觉、双眼平衡等的镜片。

镜片组合在一起的盘子俗称“牛眼”，验光师能在“牛眼”上快捷地找出和调换镜片，大大缩短了验光时间，被检查者不容易疲劳。因为鼻梁上没有架上较重的试镜架，也比较舒服。

熟练掌握了综合验光仪的验光师能检出比较准确的近视度数，但与插片验光的缺点一样，综合验光仪也是凭被检者的感觉验光。

医学验光

医学验光充分考虑了眼位、调节、集合等等容易被忽略的影响视觉质量的因素。一套医学验光能够比较全面的、准确的查出所需配戴眼镜的各项数据，是值得遵循和推广的验光程序。目前全面掌握医学验光的单位还比较少。

医学验光除了常规的主觉验光，还包括以下内容：

（1）确定主视眼：主视眼的矫正视力不得低于另一眼。

（2）检查眼位：如果是内斜，近视眼镜必须配的浅一点，外斜需要配的深一点。

（3）检查调节力：如果调节力过强，近视眼镜必须配的浅一点；如果调节力过弱，近视眼镜必须配的深一点。

（4）双眼平衡：双眼调节必须达到平衡，否则容易疲劳。

（5）瞳孔距离适合。

（6）根据职业和用眼习惯调整：近工作者近视眼镜可以配的浅一点。

理想的验光需要验光师具有丰富的眼科知识，需要多种精密的验光仪器，用多种验光方法检查的结果互相验证，费时比较长。普通的验光只是让被检者看清外界物体，而理想的验光在看清外界物体的同时要使戴镜者舒适，具有防止近视加深、防止视疲劳等的保健功能。除了近视，还有散光、远视等其他屈光问题都可以影响远视力。所以当发现青少年视力不良时，一定要去正规医院进行必要的精确的检查。需要配镜时即戴镜，不需要的时候也不能盲目满足看清的要求，戴了不该戴的眼镜，切记不能马虎！

除了视力，还需要检查哪些功能

角膜曲率计检查

角膜是人眼屈光系统的重要组成部分，角膜的屈光力占眼球总屈光力 3/4 以上，角膜前表面是产生屈光力的主要部分。检查角膜前表面中央 3 毫米直径地区的曲率半径和屈光能力，对于判断近视的性质、指导近视矫治，有着重要的意义。检查非常简单、方便、无痛苦，是近视检查不可缺少的项目。

如果角膜的屈光力比较小，而近视度数比较高者，可能就是轴性近视；而屈光力大，近视度数比较低者，可能就是曲率性近视。例如，角膜屈光力是40.0D，近视6.00D，轴性近视可能性比较大。如果同时年龄比较小，病理性近视的可能性就比较大。又如，角膜屈光力46.0D，近视3.00D，就是曲率性近视。如果超过47.0D，需要结合角膜地形图检查，防止圆锥角膜的可能性。

角膜曲率计还可以准确判断角膜散光，如果垂直和水平方向的曲率半径不一样，就有角膜散光。

例如：水平屈光力是43.0D，垂直的是44.5D，角膜散光是1.5D。随着眼视光学的发展，现在的电脑验光仪同时可以测量角膜曲率。角膜曲率计只是对角膜曲率简单的分析总结的结果。如果想获得详细的角膜曲率（主要是角膜前表面的情况），则需要结合角膜地形图检查。

角膜地形图检查

角膜不是一个规则的球形，而是中央比较突出，周边比较平坦，左右上下都是不对称的。角膜曲率计只能查到角膜中央部分的曲率，不能反映角膜的全部。角膜地形图克服了角膜曲率计的缺点，用视频摄像机和电脑处理系统结合，采集了角膜9000多个点的屈光数据，再由计算机处理这些的数据，做成角膜前表面高度图，可以直观地看到角膜整个的屈光状态。另外，还能够精确地分析出角膜前表面各处的屈光能力、角膜对称状态、不规则状态、散光状态、角膜后表面高度图、全角膜厚度图、整个眼的屈光状态等。对于判断近视的性质、分析散光成分、诊断圆锥角膜、验配角膜塑形镜和指导准分子激光角膜屈光手术，起着至关重要的作用，是其他仪器无法替代的。

瞳距尺

两眼瞳孔之间距离叫作瞳距，用一把普通直尺就可以量出瞳距。瞳距对于配镜非常重要，合格的眼镜不但需要两眼的屈光度准确，还要将镜片的光学中心对准瞳孔，两镜片光学中心之间的距离要和戴镜者的瞳孔距离相等。框架镜的瞳距过大过小都会破坏调节和集合的平衡，给戴镜者带来不适，严重的还会导致斜视。虽然测量瞳距是非常简单的事，但是不少眼镜店并不重视它的重要性。

有些验光师在配了不适合的眼镜，戴镜者有点不舒服的感觉后常说："没关系，过两天适应了就好了。"是的，因为青少年对调节和集合不平衡的适应能力比较强，戴用几天后不舒服的感觉的确会消失，但也在不知不觉中对眼睛造成了伤害。

调节力测定

简单的办法是，先戴上自己的远用矫正眼镜看近视力表，渐渐拿近近视力表，直到视力表上的视标开始模糊时，测出眼和视力表之间的距离，这个距离倒数（米）就是调节力。

眼位测定

简单地用电筒照亮角膜，看角膜上电筒的反光点两眼是否对称，如果在看正前方时，有一眼偏位，就是斜视。眼位影响着配镜处方的确定。如果是外斜视或者隐性外斜视，戴近视眼镜有助于控制眼位。内斜视的病人，验光结果是远视的话，佩戴的远视度数应该尽量接近验光度数；如果是外斜视，远视度数应该降低。眼位的测量，一般是使用遮盖法进行简单的判断，如果确有斜视，应该根据情况进一步检查，如三棱镜、同视机等。很多综合验光仪已经将斜视的检查镜片包

近视小锦囊

青少年觉得自己视力下降后，首次配镜一定要在家长的陪同下到正规医院对眼睛进行全面检查，准确判断眼睛的屈光状态。专家提醒，对于未经专业培训的人而言，即使有正确的配镜处方，配镜也会产生偏差，从而影响视力的矫正，甚至加重近视。

含在内。

主视眼测定

测定主视眼的简单办法是用双手的虎口做成一个2厘米直径的圆孔，将双臂伸直，再通过圆孔看视力表（这时只能用一只眼看），观察者下意识地用哪一只眼看视力表，哪一只眼就是主视眼。如果有条件，可以使用综合验光仪上的Worth四点对主视眼进行判定。一般应当将主视眼的矫正视力大于或等于非主视眼的。

眼底镜检查

用眼底镜可以看到视网膜的大部分，比较容易分辨出是生理性的还是病理性的近视。也能查出有无视神经、视网膜的其他疾病。对于分析近视矫正视力不好的原因很有帮助。

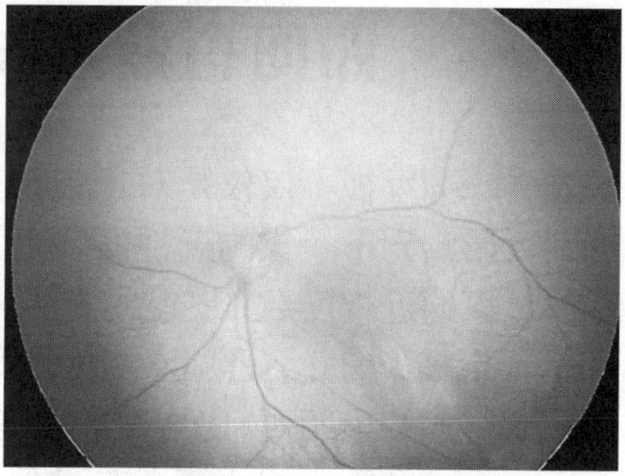

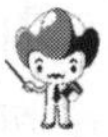
正常眼底

如何有效预防近视

近视不仅仅是对近视者个人的危害，近视还可能通过遗传影响到下一代的近视发病率。逐渐增加的近视发病率和不断加深的近视度数，影响到整个中华民族的身体素质，绝不是个人的小事。因此，预防近视眼的发生，控制近视度数的增长，是个严重的社会问题，应该引起高度重视。

预防近视的概念有三个：一是没有近视时防止近视的发生，这是未雨绸缪；二是防止近视的继续加深，这是亡羊补牢；三是预防近视的并发症。可惜，大多数青少年一开始就不重视近视的预防，等到视力下降到实在看不清黑板时才告诉家长。不少青少年的近视常达到400度甚至600度才看医生，错过了早期的最佳控制近视加深的机会。有些青少年得了近视后自己和家长都不够重视或不知该如何正确对待近视，随便配副眼镜，使度数不断加深。其实，预防近视的办法很多，只要认真对待，近视是可以控制的，防止近视进一步加深也是可能的，远离近视是有希望的。

减少近距离用眼时间

大量的统计资料证明，长时间看近物是近视发生、发展的主要原因,设法减少近距离用眼的时间是预防近视的主要措施之一。

学校方面

减少课内、课外作业。研究表明,每天家庭作业需耗时 4 ~ 5 小时的青少年近视眼的发病率高于每天 1 ~ 2 小时的 3 倍。虽然国家近年来一直在推行学生减负政策,但不少学校的课时仍然偏多,课外作业时间偏长,这是青少年近距离用眼时间过长的主要原因之一。

另外,学校应可推行眼保健操制,通过穴位按摩让孩子的眼睛得到休息和放松。虽然目前并没有证据显示眼保健操一定能预防近视,甚至有些网友大肆宣传眼保健操“无用论”“危害论”等,但笔者认为正确按摩各穴位确实能在一定程度上缓解视疲劳。

家长方面

很多家长都怀着“望子成龙,望女成凤”的心情,在课外时间,一味地让孩子参加奥数、英语、书法、绘画、象棋等各种各样的培训班。不少孩子同时报了好几个培训班,每天家长走马灯似的带着孩子赶赴学习。弄得孩子得不到充分的休息,增加了看近物的时间,火上浇油地助长了近视的发生和发展。过多地面对书本对孩子成长不利,家长们应当根据孩子的自身条件和喜好,尽量少安排近距离用眼的课外活动,多参加一些家务劳动,多接触社会,多增加诸如跳舞、唱歌、游泳、球类等不需要过近距离用眼的活动,这不但对预防近视很有帮助,对孩子全面发展也有好处。

青少年方面

虽然预防近视是全社会的工作,但是对于青少年自身,要充分认识到近视的危害,避免长时间的近距离用眼,更加重要。

上课认真听讲，改进学习方法

青少年应在上课时注意听讲，不开小差，尽量在课堂上听懂，甚至记住学习内容，这样就会缩短课外复习功课和完成作业的时间。相反地，上课不认真听讲，做小动作（也属于近距离用眼），在课堂上没有听懂老师所讲的内容，必然会增加在课余温习功课的时间，也增加了做课外作业的时间。

学习方法不当，死记硬背，也会延长看书的时间。因此，上课认真听讲，改进学习方法，实际上也是缩短了近距离用眼的时间。

养成良好的坐姿习惯

操作电脑和看书学习时要保持良好的工作姿势。保持一个最适当的姿势，使双眼平视或轻度向下方注视显示屏，这样可使颈部肌肉放松，并使眼球暴露于空气中的面积减小到最低。不要躺着看书或者在光线差的地方看书以及在移动的物体（如车辆）上看书。看书的灯光以用日光灯为宜。

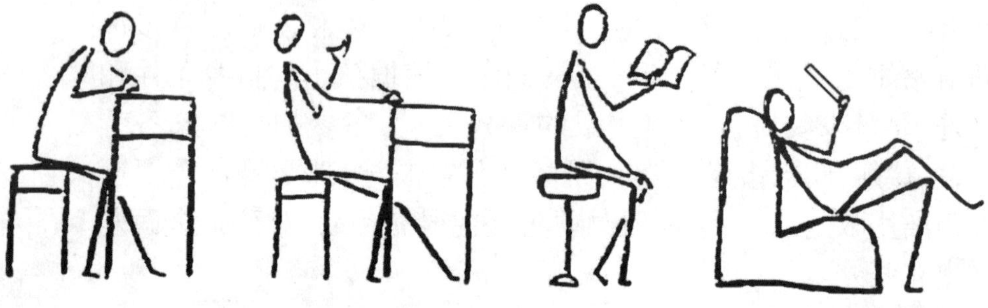

各种不良坐姿促进了近视的发生

提倡朗读

默读时眼睛看到文字后立即传到视中枢，大脑再传出信号让眼睛立即看下一个字，这个过程是连续的，中间没有停顿，眼的负担比较重。而朗读的过程是眼睛先看到文字，视觉信号传到视中枢，大脑再指挥朗读发出声音，耳朵听到后又反馈到大脑，大脑再发出信号读下一个字，这个过程，增加了语言中枢和听觉中枢的参与，眼睛和视觉中枢不是连续工作的，所以不容易疲劳。

朗读有语言中枢和听觉中枢的共同参与，更有利于对阅读材料的记忆，也可减少复习的次数，间接减少了近距离用眼的时间。

减少不必要的近距离用眼

长时间“聚精会神、目不转睛”地看东西对眼睛的危害是极大的。首先，神经高度紧张会使眼睛发胀，视神经功能慢性减退；再者，长时间近距离用眼，会促使轴性近视继续发展；另外，眨眼动作的减少，使眼球缺乏润滑和保护作用。据统计，人正常的眨眼数为每分钟15次左右，在神情专注的时候，只有2～3次，这就使眼表面的泪液蒸发过多，泪液得不到及时的补充，久之则引起眼球表面的炎症。

用电脑、手机玩游戏和看视频都属于近距离用眼，应当尽量少玩或者不玩。

电脑游戏中的图像往往变化很快，有些图像分辨率也较低，为了看清游戏，必须拿得很近。大多数游戏很富有挑战性，必须目不转睛盯着显示屏，同时玩起来很容易上瘾，忘了时间，一场游戏下来，1～2个小时是很常见的。

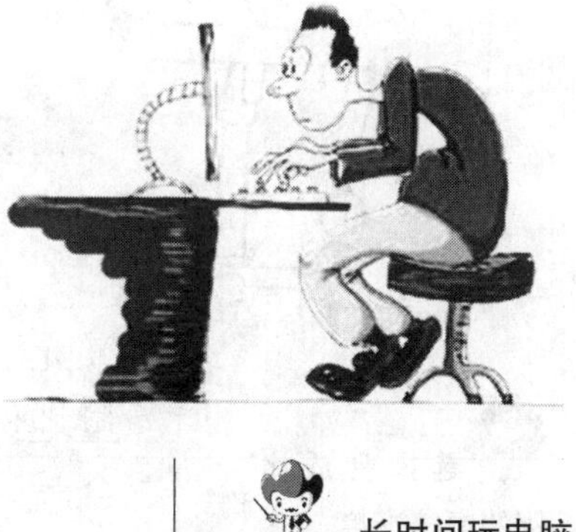

长时间玩电脑对眼睛伤害极大

手机游戏类似电脑游戏，但是它图像中的文字很小，需要很近的距离才能看清，长时间玩游戏更加容易得近视。可以毫不夸张地说：手机游戏是制造青少年近视眼的最好工具。为了预防近视，青少年应当戒除玩手机游戏的习惯。

看电视也是近距离用眼，时间长了也会增加眼的负担，都应该适当控制。

课间休息时不要在教室内看书、做作业

小学生连续看近物的时间超过 30 分钟，中学生超过 40 分钟，眼的调节功能已经疲劳，一定要休息。不少青少年下课后并不走出教室，喜欢在课间写家庭作业，殊不知争取到的十分钟的代价是拉近了与近视的距离。部分青少年课间喜欢在教室内聊天、玩手机等，都是不好的习惯，为了预防近视，课间休息时一定要到室外活动，看看远处，能使眼部的疲劳迅速恢复。

多参加体育和文娱活动

尽量增加看远物的机会，适当参加一些旅游、体育活动、跳舞以及社会公益活动等，都是较好的校外活动。一方面可减少近距离用眼的时间，另一方面可扩大知识面，增加交往能力。

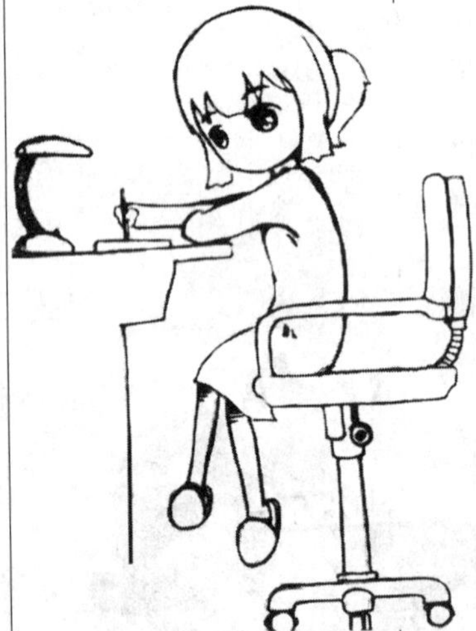

选择合适比例的桌椅高度

怎样保持一定的用眼距离

尽量缩短近距离用眼的时间是很好的预防近视的办法，但是目前教育制度的现状又无法让青少年摆脱过多的近距离用眼，那么尽量地保持一定的用眼距离，降低眼睛的调节和集合就显得更加重要了。

家长和学校方面

前面已经介绍过，近视的发病率与用眼的距

离成一定的反比关系。距离越短，眼睛付出的调节力和集合力就越大，近视的发生率和近视的度数就越高。因此保持一定的用眼距离是预防近视的重要一环。

配备适当的桌椅

课桌椅应该能按照孩子的坐高调节，要让孩子在用时保持一定的姿势，眼睛不至于离桌面过近。在学校内，不可能按照每一个孩子的坐高设计课桌椅，对于个子较矮的青少年，家长可以准备一个坐垫，垫高后桌面离眼睛的距离就加大了，可以起到一些预防近视的作用。

小知识

合理的课桌椅高度

青少年每天大部分时间都与桌椅“形影不离”，不适当的桌椅易导致孩子坐姿不正确，间接导致驼背、近视等。下表为不同身高的孩子最适的桌椅高度，供读者参考。

适合身高(cm)	桌高(cm)	椅高(cm)
110~119	56	30
120~129	60	32
130~139	64	34
140~149	68	37
150~159	73	40
160~169	77	42
170~179	80	44
180 以上	83 以上	46 以上

注意用笔的选择和握笔的姿势

青少年多数时间要与笔打交道，而不合适的笔常导致错误的握笔姿势；错误的握笔姿势会影响写字姿势，从而影响视力。

目前很多笔的下端是圆锥形的，使用时手指常常向笔尖下滑，手指常常离笔尖只有1.5厘米甚至低于1.5厘米，无法保持距笔尖3厘米以上的部位握笔。过短的握笔常导致手遮挡了笔尖，双眼在正常状态下根本看不到笔尖，要想看到，必须低头、歪头，眼睛自然会离书面很近。

如果选用的笔的下端有防手指下滑的套子，可以防止写字的手挡住笔尖。还有的设计笔芯是有弯度的，不挡住视线，也值得推广。

铅笔有软有硬，硬的笔迹比较淡，减少了对比度，对眼睛不利。建议用2B的软铅笔比较好。

毛笔在使用时虽然没有现代的铅笔、圆珠笔等方便，但毛笔的优点在于笔杆长，字迹粗，用墨汁对比度高，并且毛笔写字要求鼻尖离开笔杆，从根本上杜绝了写字时过近的现象。可惜，这一中国传统书写方式离现代人越来越远了。

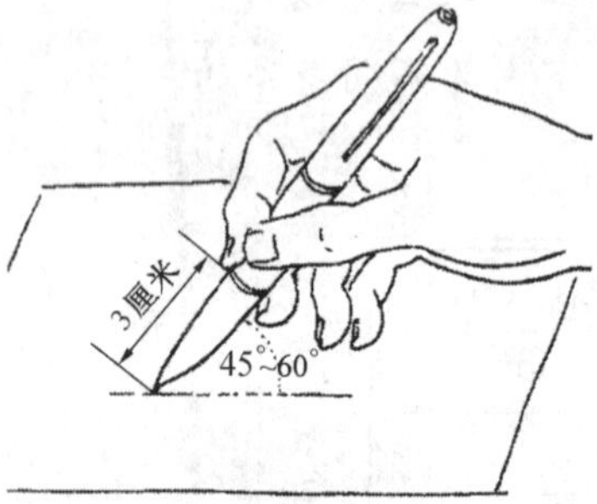

正确的握笔姿势：手指离笔尖3厘米以上，笔与纸的角度保持在45°~60°

注意读物的质量

中国香港有学者统计，学中文的学生近视发病率高于学英文的学生，其原因可能是中文的笔画比英文的多，看起来比较吃力。虽然这一观点尚有待进一步研究，但也提醒青少年及其家长们选择青少年读物时更加需要注意汉字大小。

读书、写字最适宜的距离为33~50厘米，此时用眼的调节是3.0~2.0D。按照保持1.0视力的需要，阅读距离应是30厘米，印刷文字笔画的宽度起码应该在0.1毫米，如果阅读距离是50厘米左右，笔画宽度应该在0.15毫米。适合学生使用的最小印刷汉字的高度至少3毫米，对应的字号为小五号字。家长们选择青少年的读物时,不要选择小于小五号字的印刷品,选择高度为4.3 毫米的字(相当于四号字或小四号字)比较适当。

不少青少年课外读物为彩色印刷,有些读物色彩搭配不当,如在灰色、深绿色、暗红色等背景上印黑字时对比度很差,青少年看此类书时会非常吃力,为了看清楚,不得不将书拿得很近。黑白的对比度是最好的,不容易疲劳,应该优先选择。

不少儿童玩具上也印有文字和图片,选用时要注意对比度,且文字不能太小、图画要清晰。

注意用纸质量

青少年学生阅读用纸要求洁白,无较强反光,对比度好。纸的反光太强也容易引起视觉疲劳。为了保护青少年视力,有人建议青少年图书用黄色纸印刷,这样仍可保持较高的亮度对比度。例如:白纸反光系数是 80% ,黑油墨的反光系数是 3% ,它们的亮度对比是80 - 3/80 = 0.96。黄色纸的反光系数是 60% ,如果印黑色的字,它们的亮度对比是 60 - 3/60 = 0.95。这样,对比度相差不大,而总体亮度下降,反而不易出现视力疲劳。

青少年所选用的作业本的格子不能太小,写太小的字也会增加眼的负担。常用的圆珠笔的笔芯宽度是 0.5 毫米,铅笔和钢笔笔迹的宽度为 0.3 ~ 0.8 毫米,以平均 0.55 毫米计算,小学生习字本字格的边长是 11 毫米比较适宜,这样空白部分宽度大小可达 10.5 毫米,三年级以上取 10 毫米,初中以上取 9 毫米比较适宜。

注意读写时照明亮度的选择

学生白天大部分时间是在学校学习和生活,国家对教室照明有着严格的规定,若家长和孩子发现学校在教室照明这方面做得有所欠缺,应及时指出,这也是预防近视的重要方面(详见附录)。

家长也应注意孩子在家里学习时的照明情况。照明不足会导致视力下降,为了看清读物,必然要将读物拿近,增加了眼睛的负担,所以一定要避免在暗光下阅读。当然,过亮的环境对眼睛也是不利的。用15W的台灯放在书桌左上方50厘米处较适合。室内最好增加另一光源，以减少室内的明暗差。为了避免光源直接照射到读物上，需要有柔和的光源。灯具上安装灯罩，能保持良好的照度，这样也能使光线柔和。

用接近白色的节能灯比发黄的白炽灯更接近眼生理的需要。不必强调放弃使用日光灯，目前仍无证据证明每秒闪烁50次的日光灯对眼睛有伤害，也无法证明其能加深近视的度数。研究表明每秒超过16次的闪烁，人眼就很难感觉到了。不过老化的日光灯闪烁频率会降低，应该及时更换，不要再用。

养成良好的坐姿

青少年尚在发育阶段，坐高普遍比成人低，让他们在成人的桌椅上玩耍、写字、画画等时，使他们不得不离桌面过近。青少年眼睛的调节力很强，如一个6岁的孩子的调节力有14.0D以上，很容易看清距离眼睛7cm处的物体，因此即使离目标很近也没有任何不适。如果离目标远了，目标上的细节看不清，他们反而不高兴。久而久之，用很短的距离看近物的坏习惯在儿童时期就养成了。家长一旦发现孩子有过近看物体的习惯，一定要及时的纠正，待眼睛调节能力下降，近视产生后就很难纠正坐姿了。

因而，有条件的家庭最好单独为青少年配备学习桌椅，没有条件的也需根据青少年的身高适时调整桌子或椅子的高度。

其他注意事项

许多家庭为了夜里起来方便，也担心孩子在黑暗中害怕，于是喜欢开着夜灯睡觉。据研究，

近视小锦囊 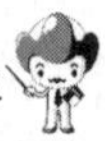

正确的读写姿势应为：眼睛距离读物30厘米左右，手指离开笔尖3厘米左右，胸部离开课桌一拳。

在亮的环境中睡觉会促进近视的发生，是一个坏习惯，应当帮助孩子及早克服。

另外，在家里墙上装1～2面大镜子，从镜子里看，房间的距离更开阔，这样做可对预防近视起到一些作用。

青少年方面

青少年得了近视，很多家长和老师都会异口同声地说主要是因为孩子姿势不正确。正确的读写姿势固然重要，但不能以为有了正确的姿势就不会得近视了。因为即使是眼睛距离书本30厘米以上也属于近距离用眼，晶状体也要使用调节力的，从理论上说，也能产生近视。所以，读写的距离越远越好。

为了防止读书、写字时距离太近，青少年可以在许多方面加以注意。“一要四不要”是青少年自身预防近视的重要准则，也是笔者多年来的经验总结。

要养成正确的看书姿势

看书、写字的距离应该在30厘米以上。但是据观察，很少有青少年保持这个距离，很多青少年的读写距离小于10厘米，眼睛付出的调节力可达10.0D以上。付出的调节力越大，越容易产生离焦，越容易得近视。所以，青少年要时刻告诫自己：为了防止近视，改掉过近距离看书、写字的坏习惯，离书本的距离远一点。

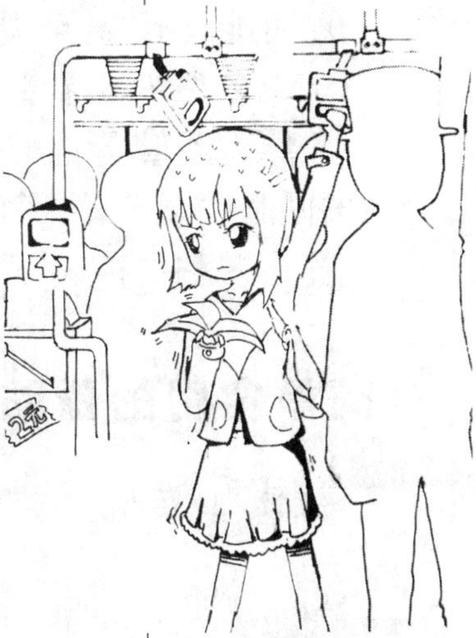

在车上看书学习，易导致眼睛疲劳，近视形成或近视加重

不要在车上看书

我们经常会看到不少青少年乘车时还在看书学习，殊不知不断运动的车辆根本无法保证书

本不动，不断抖动的书本会导致眼球的睫状肌不断地、频繁地调节，非常容易引起视疲劳，甚至会导致焦虑和烦躁。另外，随着车辆的行驶，外面的光线也不断变化，瞳孔需要不断调节大小，也增加了眼的负担，所以应当避免。

不要在走路时看书

与在车上看书一样，走路时也无法保证眼睛与书本距离的固定，同时无法保证外界环境光线的稳定，很容易使视觉疲劳。此外，边走边看还容易碰到障碍物，或者撞到他人，很不安全，应该避免。

不要躺着看书

躺着看书不能保证良好的光线，而且书本往往放不正，不是离这只眼远，就是离那只眼远，尤其是侧卧，两眼一上一下，与书本的距离很难一致。离书本远的那只眼，要看清楚书上的字，就得使劲往一边斜。另外，由于拿书的手时间长了很容易疲劳，不知不觉会越拿越近。等到离眼睛太近的时候，两只眼睛就不能同时看清书上的字，实际上只用了一只眼睛。长期下去，其中一只眼睛的视力就可能衰退，甚至失去作用，造成弱视和斜视。

不要歪头写字看书

原理和躺着看书基本相同，歪头时两眼离书本的距离不一样，两眼的调节不平衡，也破坏了眼外肌的运动平衡，容易造成屈光参差和斜视。

简单实用的预防方法

凝视和远眺

小·故事

纪昌学箭

飞卫是古代的一名射箭手。一天，有一个名叫纪昌的人来拜飞卫为师，跟着他学射箭。飞卫收下纪昌做徒弟后严肃地对他说：

"学箭是很苦的,你要先学会不眨眼,做到了不眨眼后才可以谈得上学射箭。"

纪昌为了学会射箭,回到家后,就躺在织布机下面两眼一眨不眨地直盯着织布时不停运动着的踏板。天天如此,月月如此。坚持两年后,即使锥子的尖端刺到眼眶边,他的双眼也一眨不眨。纪昌于是又回到老师的身边。

飞卫听完后对纪昌说:"你还没有学到家,要学好射箭,你还必须练好眼力才行,要练到看小的东西像看到大的一样,看隐约模糊的东西像看明显的东西一样。你还要继续练,练到了那个时候,你再来告诉我。"

纪昌又一次回到家里,选了一根最细的牦牛尾巴上的毛,一端系上一个小虱子,另一端悬挂在自家的窗口上,两眼注视着吊在窗口牦牛毛下端的小虱子。每天目不转睛地看,渐渐地,那个虱子似乎变大了。纪昌继续坚持不懈地刻苦练习。三年过去了,那个系在牦牛毛下端的小虱子大得仿佛像车轮一样了,纪昌再看其他的东西,也全都变大了。这时,纪昌左手拿起弓箭,瞄准那仿佛车轮大小的虱子,箭头射中了虱子,而悬挂虱子的牦牛毛却没有被射断。纪昌把这一成绩告诉飞卫,飞卫听了很为纪昌高兴,走过去向纪昌表示祝贺说:"你成功了。对射箭的奥妙,你已经掌握了啊!"

"纪昌学箭"只是古代的一个传说,我们青少年当然不用将眼睛练得像纪昌一样。这个故事一方面教导我们做什么事都要不断努力才能取得成功;另一方面也说明古人早已知道凝视和远眺能提高视力的道理。

凝视能提高视觉系统的兴奋性,提高视力。远眺即眺望远处,看远时,睫状肌和内直肌都放松,有利于眼的休息。

具体做法是,每当近距离用眼半小时后就向远方看看,最好是看绿色植物,凝视远方细小的物体,对预防近视的发生是有帮助的。上学时可利用课间休息时间眺望窗外远处的物体10分钟。晚上可以眺望月亮和星星或远处建筑物的广告灯光等，持之以恒必有好处。

20世纪80年代有人设计了如图所示的远眺图，设计者称看此图就是远眺，用这个图训练可以治疗假性近视和预防真性近视。事实上这是不可能的，因为这张图，看起来好像是一系列从近到远的方格，最小的方格在无限远处，实际上，这仅仅只是一张二维的平面图，放在3米处观看仍然是近距离的，看图时仍然需要调节，无法取代远眺。还有一种电视画面，是一辆渐渐开向远处的火车，有人说看此图可以预防近视，这也是不可能的。因为觉得火车渐渐远了只是心理作用，这渐渐远离的火车画面还是停留在显示屏的平面上，无法代替远眺，对预防近视无效。

假远眺图：这张图似乎是一系列从近到远的方格，事实上，这仅仅是一张平面图，不能代替远眺

眼外肌操

看近物时眼内肌和眼外肌基本处于固定不动的状态，很容易疲劳。眼外肌操是让眼球向各个方向运动，活动各条眼外肌。

眼外肌操的方法有多种，下面介绍一种常用的“倒∞训练法”。具体方法是：主动让眼球不停地向左上、上、右下、右、右上、下、左下、左，再向左上运动，这个眼球运动的轨迹正好如同∞

形。每次运动 5 ~ 10 分钟,能有效缓解眼外肌的疲劳,起到预防近视的作用。眼外肌操和远眺联合使用效果更好。

睫状肌操

长时间近距离用眼可使睫状肌处于僵直状态,既不能完全放松,又不能调节到位。睫状肌操可以活动睫状肌,改善其僵直状态,增强其调节能力,克服调节滞后。同时睫状肌操还运动了内直肌,起到预防近视的作用。

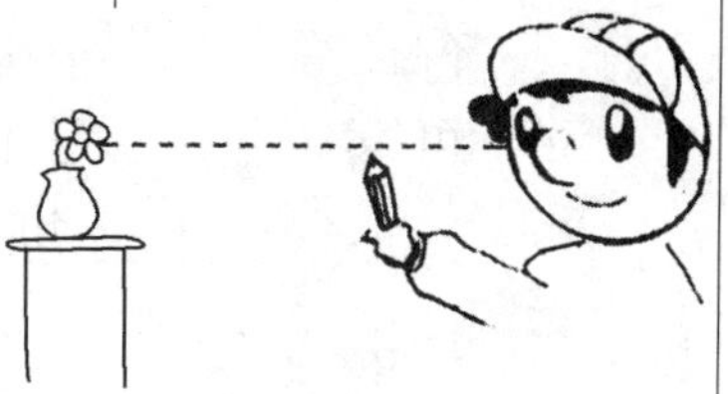

最简单的睫状肌操的做法是:手里拿着的一支铅笔,双眼盯着笔尖,先将手臂伸直,再渐渐地将铅笔向眼睛移动,近到眼睛刚刚产生复视为止,距离小于 7 厘米,凝视 5 秒。再渐渐将手臂伸直,凝视铅笔和 5 米以外的远处目标 10 秒。反复这个动作 10 分钟,每日两次。

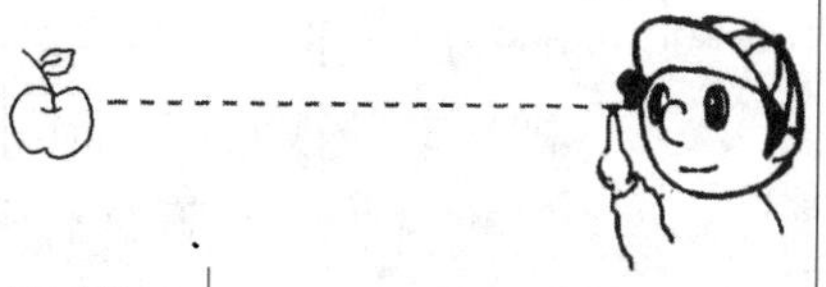

睫状肌操预防可缓解视疲劳,预防近视

改掉过近用眼的小方法

过度看近物是造成近视的主要原因已经得到公认,而且是越近近视发生越早、度数也越高。但大多数青少年在用眼时距离书本仍然很近,他们做作业的距离不是 30 厘米,而常常是 20 厘米、10 厘米甚至小于 7 厘米! 如何改变青少年过度看近物的坏习惯是很多家长很头疼的事情。不少青少年朋友自己也说,过度看近物是不知不觉的,有时想克服也克服不掉。

这里介绍一个简单的办法能快速改掉过近用眼的坏习惯:每天放学后,在做作业前 15 分钟双眼各滴一滴0.25%托品卡胺一次。因为托品卡胺麻痹了睫状肌,调节能力减弱,做作业时无法看清过近的物体,不得不将书本拿到30到40厘米以外。强迫改掉过近写作业的坏习惯。

有时药物作用过强,调节作用几乎消失了,在40厘米处还是看不清书本,可以戴用150度左右的凸透镜,中和部分睫状肌麻痹的作用,近视力即恢复正常。

这个方法也适用于350度以下的近视。对于350度以上近视在点药后戴用比自己近视度数低100~200度的近视眼镜,也可以克服过近工作的坏习惯。

只要坚持每天使用,久而久之,过近用眼的坏习惯就改掉了。

托品卡胺对眼睛基本不会有伤害,麻痹睫状肌的作用是暂时的,一般只维持5~6个小时,与阿托品一样,能治疗假性近视。该药物还有阻止眼轴的延长,控制近视度数增长的作用。但需注意,由于其作用时间较长,白天会有轻微怕光、流泪现象,青少年家长应注意在下午放学后使用。

眼保健操

眼保健操诞生于20世纪60年代,2008年又有了改进的新版眼保健操。眼保健操是根据中医的推拿、经络理论,结合体育医疗综合而成的按摩法。通过对眼部周围穴位的按摩,使眼内血气通畅,改善营养供应,以期消除睫状肌紧张或痉挛,缓解眼部疲劳以达到保护视力、控制近视的作用。

眼保健操主要刺激了眼部周围的血液流动,对缓解轻度的视疲劳有一定的作用,但其并不能对抗长期持久的视疲劳,这也是我国在不断普及眼保健操的同时,近视发病率仍居高不下的主要原因。因而,青少年在认真做眼保健操的同时,一定要注意用眼卫生,从根本上消除引起近视的诱因才是预防近视的万全之策(具体做法见附件)。

得了近视该怎么办

判断真性近视还是假性近视

近视一般分为假性近视与真性近视。假性近视是功能性近视，利用药物、理疗等，或通过自身强化眼肌锻炼都可放松肌肉，缓解疲劳，使视力恢复到正常状态。

假性近视是真性近视的前期阶段，是可以逆转的。因而，青少年一旦发现视力异常时，应及时尽早治疗。假性近视一般发病时间较短，若不及时治疗，终究会导致眼轴变大而成为真性近视。

什么是假性近视

假性近视是由于用眼过度致使睫状肌持续收缩痉挛，晶状体厚度增加，看远处物体模糊不清。此时的近视仅仅是因为睫状肌痉挛，看远处不能放松所致，并非眼轴长度发生改变。

严格地说，假性近视不能算是近视眼，只是一种临时的、看远处不清楚的近视状态，当除去病因后症状会渐渐消失。

假性近视产生的原因

假性近视产生的主要原因是长时间看近处物体，而且看近物的距离又比较固定。譬如，看近处的距离固定在 20 厘米，那么睫状肌收缩的力度就长时间停在正好能使晶状体增加 5.0D 调节力的位置，极易产生假性近视。

睫状肌和身体的其他肌肉一样，长时间处于收缩状态时最易疲劳。例如，正常人走路半小时腿部肌肉不会发酸，而蹲马步坚持两分钟大腿就发酸，觉得很累了。再如，手拎重物时五个手指头保持在弯曲的位置，如果时间比较长，即使重物已经放下了，手指还是不能马上伸直。

1998 年水灾时，一个湖北的小女孩被冲到一棵树旁，她努力地抱住这棵树，9 个多小时后才被消防队员救起。救起时她的双手双脚还保持在抱住树的那个姿势，无法活动，较长一段时间后才恢复正常。这是因为她的手和腿部的肌肉长期处于收缩状态的关系，要使肌肉从长期的收缩状态恢复到正常状态需要一定的时间。

长时间看近物的睫状肌也一样，睫状肌很容易疲劳、处在僵直、痉挛的状态，即使再看远物也不能放松，导致远视力下降，形成了假性近视。

青少年睫状肌的力量强，晶状体的弹性好，调节力比较大，再加上有过近读书写字的坏习惯，所以更容易得假性近视。

假性近视有什么表现

远视力下降是假性近视的首要症状，一般视力轻度下降。有的青少年远视力达到 1.0，也有假性近视，因为他原来的视力有 1.5 甚至 2.0，应当注意及早发现。假性近视戴用凹透镜后视力立即恢复到正常。

远视力不稳定也是假性近视的常见症状，表现为看近物时间多了，视力下降明显一些；看近物时间少一点，或休息片刻视力又会好转，甚至于可以恢复正常。但这种情况如果持续时间久了，休息也不能恢复。假性近视的度数不稳定，用电脑验光显示的度数前后差别较大，检影验光（不散瞳）时也能直接看到屈光状态的不稳定现象。

假性近视有调节迟缓的现象，即调节灵敏度下降。表现为由看远物转到看近物时不能立即看清，需要过1～2秒（正常在0.5～1秒）的调节才能看清，这叫调节迟缓，是睫状肌僵直的关系。

假性近视多伴有眼酸胀，严重的伴有头痛、恶心等。

假性近视的早期，如果给予足够的重视，及时治疗，设法使痉挛的睫状肌松弛下来，近视状态会消失。但是，能在早期就诊的人还是少数，多数假性近视者会等到视力下降明显，变成半真性近视时才来就诊，这时已经错过了最佳治疗时机，实在可惜。

如果长时间近距离用眼的环境没有改变，又错误地戴上了近视眼镜，假性近视不但不会好转，而且眼轴可能渐渐变长，转变为真性近视。日本某项研究发现，假性近视长时间得不到治疗，晶状体的可塑性降低，即使用睫状肌麻痹剂也不能使晶状体扁平，演变成了屈光性近视。

假性近视的自行判断

有了上面说的远视力下降等表现是不是就得了假性近视呢？可以用雾视法判断。一般戴用300度的凸透镜，认真地看远处目标10～30分钟。如果30分钟后视力提高到1.0以上，可以肯定是假性近视。如果视力明显提高，但是达不到1.0，可能是半真性近视。

但是青少年的调节力很强，用雾视法常常不能将痉挛的睫状肌完全放松，尤其是对病程比较长的假性近视，容易将假性近视误认为是真性近视，是雾视法的最大缺点。

假性近视的准确判断

假性近视的准确判断，还需要到正规医院相关眼科进行仔细检查。医院常用1%阿托品先进行滴眼散瞳，再检查视力和屈光状态，这是公认的准确判断有无假性近视的办法。一般是点用阿托品一天两次，三天后检查。如果近视完全消除可以判定是假性近视。此方法对药物引起的假性近视也有效。

阿托品属于抗胆碱能药物，能拮抗睫状肌上的胆碱能受体，引起调节放松，并出现瞳孔散大，因此点眼后会出现畏光、看近物模糊。这种现象会在停用后持续3周左右。

目前针对假性近视多采用托吡卡胺点眼放松睫状肌。托吡卡胺是一种快速睫状肌麻痹剂，5分钟一次，滴5次后休息一刻钟左右，即可达到放松调节的作用。目前，临床上一般托吡卡胺即可以解决睫状肌痉挛的问题。但有部分青少年的调节过强，甚至调节痉挛，只能通过阿托品放松调节。

也有些青少年远视力下降，以为是近视，经过散瞳验光后发现是远视。譬如，某人有远视200度，看远时需要2.0D的调节力中和远视，看30厘米处时需要再加3.0D的调节，共需要5.0D的调节力。如果长时间过度用眼，睫状肌发生痉挛，尤其是青少年，可能发生过度调节的现象，调节力可达6.5D，超过了需要的5.0D调节，多调节了1.5D，这过多的调节就表现为150度的近视状态。

小事例

10岁的姗姗，视力下降2个月，到眼镜店配了一副200度的近视眼镜，视力虽然提高了，但出现头痛、眼睛酸胀，做作业不能持久。医院检查显示：远视力0.4，戴眼镜视力0.8，近视力0.5。散瞳验光的结果让家人大吃一惊：珊珊原来不是近视，而是150度远视！于是立即停止戴用近视眼镜，用双星明眼药水每天滴眼3次，配戴远视眼镜100度。两个月后复查远视力1.0，近视力1.0。确诊是假性近视。

这个事例告诉我们，青少年视物模糊可能是远视力下降引起，不能一味地配戴近视眼镜，否则可能会造成眼睛调节过度。

假性近视该怎样治疗

虽然假性近视戴近视眼镜能提高视力，但千万不能长时间戴用，否则会加重病情，甚至很快转为真性近视。

在这里要强调，青少年近视第一次配眼镜一定要散瞳，否则容易将假性近视误认为真性近视佩戴了近视眼镜，加重假性近视的病情，转向真性近视。

正确的治疗办法有以下几种。

药物治疗

假性近视是睫状肌痉挛引起的近视状态，用睫状肌麻痹的药物能放松睫状肌，近视症状消除。常用的药物有：

阿托品眼膏或滴眼液

阿托品是作用力最强的麻痹睫状肌的药物，一般用1%阿托品每天用2次，3天后睫状肌完全麻痹。副作用是瞳孔散大、畏光和近视力下降，而且能持续10天以上，因而妨碍了该药物的推广应用。阿托品也容易诱发青光眼，所以一定要在眼科医生的指导下使用。

滴眼时应注意不要将眼药水的瓶口碰到眼睛，眼睫毛也不能碰到，以免污染了药水。这是点所有眼药水时都必须注意的。滴用阿托品的时候要压住两眼的内眼角泪小点处，防止药物顺鼻泪管流到鼻腔，经鼻黏膜吸收引发全身副作用，如面部皮肤发红、皮温升高、口干等。一旦流入鼻腔一般也不用惊

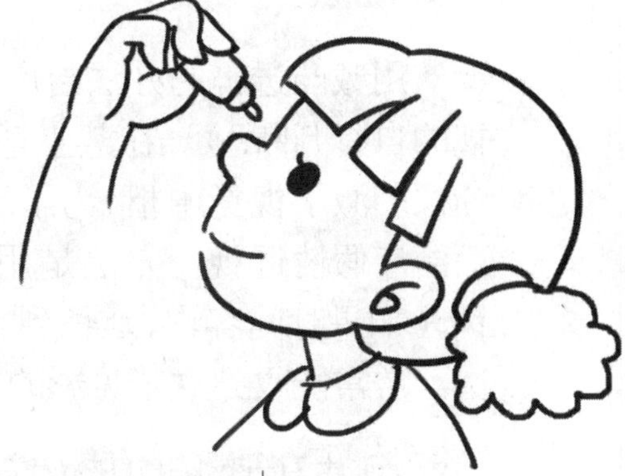

正确使用滴眼药水

慌,在体温不升高的前提下,多喝开水,一般 2 个小时后症状会自行消失。如有其他特殊情况,应及时去医院就诊。

托吡卡胺滴眼液

又称双星明眼药水,可以麻痹睫状肌,治疗青少年假性近视。麻痹睫状肌的作用比阿托品弱,维持时间只有几个小时,且副作用较轻,使用较安全,可以长期使用。

使用方法是:每天上午上学前点一次,放学后点一次,睡觉前再点一次。一般 2 个月左右需要到医院复查,看看治疗效果,是否需要继续使用。

由于托吡卡胺麻痹了睫状肌,在放松治疗假性近视的同时,眼的调节力也大大降低,用药后看太近的目标会不清楚,会影响看书、做作业。但是将书本拿远到 30 厘米或 45 厘米以外能看清,正好可以帮助矫正过近看书的坏习惯。

美多丽眼药水

美多丽眼水的主要成分是复方托吡卡胺,即托吡卡胺和肾上腺素的混合剂。较托吡卡胺有更强的散瞳作用,临床上常用于散瞳检查视网膜,也可用于治疗假性近视。但应该注意其散瞳后引起的畏光。

雾视法

用戴凸透镜的办法治疗假性近视又叫雾视法(参见“假性近视的自行判断”)。在戴上适量度数的凸透镜后,视网膜上模糊的像刺激了视觉中枢,为了看清物体,大脑命令睫状肌放松,从而治疗假性近视。方法是用 200 度左右的老花镜戴 15 ~ 20 分钟,(如果时间容许,延长到 1 小时更好)并向远方凝视,每天两次。常常能收到立竿见影的效果。

雾视法和睫状肌麻痹药物的联合应用

雾视法和睫状肌麻痹药物的联合应用时效果更好,方法如下:

课间休息时戴用凸透镜看远处，时间最好超过10分钟，下午放学后先戴凸透镜看远处15～20分钟，同时点用托品卡胺眼药水一次，15分钟后不戴眼镜做作业。如果这时能在30～40厘米处看清作业本，表示睫状肌麻痹适中，可以做作业。如果40厘米处还看不清楚，表示麻痹作用比较完全，做作业时可以带上凸透镜，但是看近物的距离一定要保持在30厘米以上。晚上睡觉前再点一次托品卡胺眼药水。

假性近视虽然不难治疗，但是很容易复发，所以在治好后（裸眼视力0.8以上）还要坚持上面的办法治疗1个月。一旦裸眼视力又略下降，立即继续治疗。

双眼合像法

双眼合像法是屈光界徐广弟教授积极倡导的治疗假性近视的方法。其原理是主动放松集合带动调节的放松，使睫状肌放松。简单的方法是：

如右图所示，做一个15厘米×10厘米×3厘米的盒子，A和A′是两个绿灯，两者的距离是使用者两眼看远处时的瞳孔距离，观察者左眼只能看到A灯和右眼只能看到A′灯闪烁，这时，两眼的视轴即散开，也就是两眼的内直肌同时放松，集合的米角等于零，带动了调节也随之放松。当两个A灯熄灭时，B灯闪亮，两眼即同时看B灯，还是要用调节和集合。那么，观察者可以反复交替地看A灯和B灯，使得眼球不断地处于调节和放松的交替状态，相当于按摩睫状肌和内直肌，缓解了睫

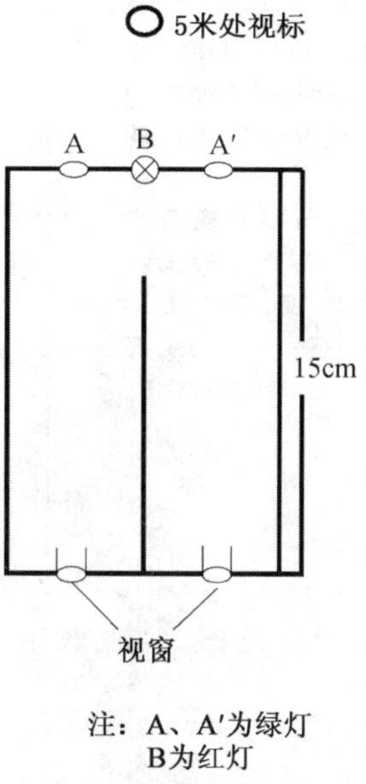

双眼合像仪器

状肌的僵直状态。

上述装置的缺点是观看放在30厘米处的两个绿灯时，观察者还是在不知不觉中用了调节，降低了放松调节的效果。如果将绿灯处挖两个5毫米左右直径的孔，观察者通过两个孔看放置在远处的两个绿灯就不会激发调节，效果可能会更好。

睫状肌操训练

假性近视的睫状肌不但在看远物时不能放松，看近物时也不能调节到位，即调节滞后，调节的灵敏度下降。用睫状肌操训练可以运动睫状肌，增强它活动的灵敏度。

近视小锦囊 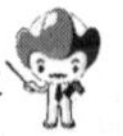

在治疗假性近视的同时，一定要改掉过近看书、做作业的坏习惯，否则这坏习惯会抵消任何办法的治疗效果。假性近视即使治好了也是暂时的，甚至会转向真性近视。这是治疗假性近视的重要一环，千万注意！

什么是真性近视

真性近视是由于眼轴变长或角膜屈光力过强引起的近视，通过休息用眼或者药物放松睫状肌以后，仍残留有近视。多数伴有眼部屈光状态异常，如眼轴延长、屈光介质的屈光指数变化等器质性改变。

真性近视有什么表现

裸眼视力改变

远视力逐渐下降是近视的主要表现，看远处物体的边缘不是很锐利，而是“发毛”，用远视力表检查视力绝大多数低于1.0。度数越高视力下降越明显，但是近视引起视力下降的光学原理比较复杂，不同的人虽然有同样的近视度数，却可以有不同的视力。例如,同样是裸眼视力0.3,一个患者睫状肌麻痹后验光结果可以是100度近视,而另一个患者可高达300度。因此,不能用视力的好坏来推算近视的度数,但同一个人可以前后对比,如果裸眼视力下降,通常都提示度数加深。近视度数较高或者伴有散光者,看远处物体时,常常会有重影,例如,常可见几个互相重叠的月亮。

近视眼的近视力通常不受影响,大多数是正常的。除非度数太大,眼球的近点太近,例如超过250度的近视,在正常的检查距离(40厘米)处检查,其近视力也会下降。

矫正视力

对于单纯性近视来说,如果没有近视眼的并发症(如视网膜脱离、青光眼、白内障等),通常其矫正视力比较好,一般都在1.0或以上。对于病理性近视眼来说,矫正视力一般都低于1.0。一方面是因为此类近视多伴眼底病变;另一方面,病理性近视的视力发育多低于正常。此外,高度近视镜片的放大率影响更大,可导致矫正视力较低。ICL晶植入术后(有晶体眼的人工晶体植入术),裸眼视力可高于术前的矫正视力。

视疲劳和外斜视

视疲劳是近视的常见症状,主要表现为眼睛发胀、发酸、灼热感。严重的伴有头痛、注意力下降,甚至恶心、呕吐。

长时间看近物时,眼睛处在某一固定位置,睫状肌和内直肌长时间收缩,处在僵直状态,是产生视疲劳的主要原因。近视不戴眼镜时,看东西的距离必然短,虽然调节力没有增加,但加重了集合的负担,内直肌过度收缩,加重了眼疲劳的发生。

看近处的物体时调节和集合是同时发生的,正常情况下调节和集合的量是平衡的,但对于近视,这种平衡常常被打破。因为近视在没有戴镜时调节量小于正常,但是集合的量不减少,于是调节和集合的平衡被破坏了。譬如,一个没戴眼镜的200度的近视者，在看30厘米处使用的调节只有1.0D，但是集合还是需要3米角。

为了尽量维持调节和集合的平衡，视觉中枢会发出指令让调节和集合尽量互相靠拢。如果调节向集合靠拢，调节就显得过多，过多的调节是造成视力疲劳的主要原因。另一方面，如果集合向调节靠拢，即减少集合，减少的集合是造成外斜的主要原因。这种外斜视叫屈光性外斜，配戴合适的眼镜常常能好转或消失。

近视度数不断加深的原因

很多青少年和家长都抱怨“近视度数不知不觉又加深了”，并且对此束手无策。事实上，近视加深要及时寻找原因，并予以纠正，就可以减缓近视度数的变换，甚至可以使近视向好的一面发展。近视度数不断加深的原因可能有如下几种。

未及时发现近视，或发现近视未进行及时的处理

看近物的环境没有改善

如果用眼环境得不到改善，得不到有效处置，度数还会不断增加。据观察，青少年近视度数每年增加在50~100度，部分青少年甚至会增长200度以上。

一些青少年看近物的距离小于10厘米，此时需用10.0D的调节，要等到近视度数长到1000度时才不用调节。在看近物的距离只有10厘米时，低度近视也需要调节。譬如，250度的近视在看10厘米时还需要10-2.5=7.5D的调节，所以近视度数还是要继续增长。

戴眼镜时仍然近距离用眼，加快了近视增加的速度

框架眼镜并不能延缓近视的增长速度，如果使用不当，反而促进近视的增长。譬如，一个200度近视者在30厘米处近距离用眼时不戴眼镜，他只需要1.0D的调节，近视度数增加的会慢一些。如果戴眼镜，则需要3.0D的调节，增加了2倍，近视度数当然继续增长。

一旦近视度数增长，为了看清物体，又需要配一副度数更深的眼镜，此时虽然看远处清楚了，但是看近物时又需要更多的调节，于是度数仍然继续增长，如此形成恶性循环，近视度数越来越高。

验光方法不合适或不正确，导致配镜度数不准确

不少青少年近视后直接去眼镜店配眼镜，殊不知不少商家配镜人员由于专业知识和技能欠缺，很难给青少年配到合适的度数。甚至有些商家直接把散光度数当作近视度数一块配入眼镜，导致青少年视力在短时间内急剧下降，延误最佳的治疗时间。

如果有散光但不配入眼镜，以提高近视度数的办法矫正视力，这时网膜上不形成焦点，而是最小弥散圆，影响了成像的清晰度。不清楚的成像会促进近视的增长。这和近视戴用浅一点度数时矫正视力不好的原理不同，浅一点的眼镜在看近物时视网膜上不是弥散圆，而是焦点，视力是好的。而没有配散光的视力无论是看近处还是看远处都不好。

小事例

一位叫强强的男孩因为视力不好，在某眼镜店配了一副右眼200度、左眼175度的近视眼镜。试戴时感觉不舒服且矫正视力只有0.8，验光师解释道：配镜度数低一点，可以预防近视的发展不舒服的现象过几天也会好的。一年后强强的视力又下降，验光师再检查，结果右眼375度、左眼350度，两眼的矫正视力都是0.8。孩子的父母对此产生了疑问，并带强强到医院检查。医生给强强散瞳后验光，度数是：右眼近视325度、散光125度，左眼近视300度、散光100度。两眼的矫正视力都是1.2。

以上事例说明：青少年第一次配镜一定要到正规医院散瞳检查，戴用了不适合的眼镜会加快近视的发展。

瞳距不准的近视眼镜有三棱镜作用，两个镜片光学中心距离过小的近视眼镜会增加集合的负担，根据近视的集合学说，过度集合也能促进近视增长。

戴眼镜方法不正确或根本不戴眼镜

框架眼镜的正确使用方法如下：

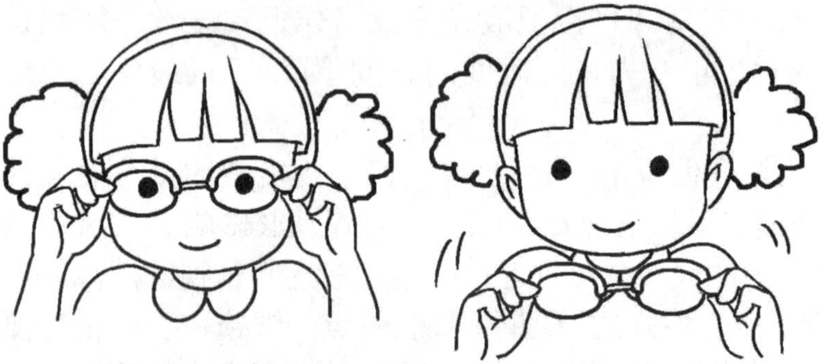

正确取戴框架眼镜：须双手取戴，并握住两镜腿的根部

眼镜不能互相借用。每个人的度数不同，瞳距也不相同，用了别人的眼镜会对眼睛造成伤害。有时戴了别人度数深的眼镜会比自己的眼镜看得更清楚、更亮，但却增加了眼的调节负担，使眼睛更易疲劳。

眼镜脏了不能用粗糙物品擦镜片，最好用水洗，也可用洗涤剂，再自然干燥。定期去专业眼镜店用超声波清洗，一般眼镜店都会提供免费服务。

镜片的透明度下降后要及时更换，镜架歪斜了要及时调整。眼镜放置时要使镜片朝上，不能将镜片接触物体。

戴眼镜和摘眼镜时要用双手拿住眼镜的两

只镜脚,否则镜架容易变形损坏。

其他原因

长时间用眼;睡眠不足,视疲劳;环境光线不稳定,忽强忽暗,或过强、过暗;假性近视未矫正,或原因未去除;除采用上述预防近视发生的方法外,尚应特别注意合理用眼,避免过度用眼与不良的视觉刺激。正确矫正屈光不正,配戴合适的眼镜。也可选择角膜塑形镜、硬性透气性角膜接触镜、双焦点镜片等。

近视预防的方法多种多样,但不同方法的具体效果有待进一步的验证。随着对近视发生发展机制的研究,将会有更多的方法诞生。任何一种有利于减轻视疲劳、放松眼球的措施均可尝试使用,当然还可以进行其他途径的探索,但所用方法应该科学合理,有益无害。

注意真性近视的并发症

近视眼容易并发青光眼、视网膜疾病等。在关注度数加深的同时,还应该重视眼部早期出现的任何其他异常现象,如闪光感、飞蚊症、视野缺损、视力进行性下降(尤其是突发性下降),以及眼部酸胀、疼痛及夜盲等现象。若一只眼已有并发症,应特别注意观察另一只眼的情况。随时检查,及早发现以及眼压、眼轴即视野等的变化。此外还要避免各种诱发因素对眼的不良刺激。

飞蚊症

飞蚊症是指眼前突然出现黑点,并且随着眼球的转动而飞来飞去,像蚊子一样,故得名。在看蓝色天空、白色墙壁等亮色背景时更易发现飞蚊症的存在。飞蚊症多发生于 40 岁以上的中老年人以及高度近视的患者,可分为生理性飞蚊症和病理性飞蚊症。大多数人是生理性的,表现为感觉到的大多数是透明或半透明的点状或丝状物,形态恒定,变化小,客观检查时也检查不出任何玻璃体病变。

高度近视的患者易得病理性飞蚊症，应引起重视。主要原因是高度近视引起眼轴过长，玻璃体内原有的正常胶状结构遭到破坏，凝胶状的玻璃体内容物逐渐脱水变性成为溶胶状，玻璃体腔内出现含水的腔隙，这种改变叫作玻璃体液化。玻璃体液化后高度近视者眼前可出现明显的飞蚊症。因此，高度近视者在出现黑影飞动，且数量较多时应提高警惕，及时到医院检查。

生理性飞蚊症无须治疗，只要适当休息，作息规律，避免用眼劳累基本即可缓解。而病理性飞蚊症要到正规医院详细检查，针对病因进行相关治疗。

视网膜脱离

这是近视较严重的并发症。近视者发生视网膜脱离的可能性要比普通人高十倍以上，尤其是中高度近视，视网膜脱离的可能性更高。近视者视网膜脱离的主要原因是不断增长的眼球对视网膜的拉扯作用使视网膜上产生了裂隙，液化的玻璃体从裂隙进入视网膜和脉络膜之间，将视网膜顶起，从脉络膜上脱落。一旦视网膜脱落，视力将明显下降，严重的甚至失明。视网膜脱离是严重的眼底病变，但还是可以治疗的，治疗方法包括眼底激光光凝、巩膜外加压和环扎、玻璃体切割等。长期近视者，一旦发现视力急剧下降，应及时就诊。

青光眼

近视者发生青光眼的可能性比正常人要高 6 ~ 8 倍，高度近视者的发病率明显高于低度近视者。青光眼的主要改变是眼球内部压力增高，就如篮球里的气打得太足一样。眼压增高后眼部胀痛、矫正视力下降，视野（眼球固定不动时能看到四周的范围）不断缩小，晚期青光眼会导致完全失明。青光眼视力下降是无法回逆的，预后不乐观。青光眼的治疗比较复杂，一般早期用药物治疗，当药物治疗效果不好时，可以用手术治疗。

白内障

白内障是晶状体的透明度下降引起视力下降的眼病,近视者白内障的发病率偏高。白内障的治疗主要是手术摘除混浊的晶状体,伴有近视尤其是高度近视者,手术难度大大增加,发生手术并发症的风险也明显增加。

视网膜变性

近视引起的视网膜变性常以周边视网膜变性多见,变性形式多样,早期不会引起视力变化等主观可以察觉的症状。一般可以通过散瞳后眼底检查发现。部分严重的视网膜变性,可通过激光治疗。

矫正近视的方法有哪些

帮助真性近视者提高视力的办法只能说是矫正，例如：戴各种眼镜。防止近视发生发展的办法只有预防，例如：使用阿托品眼药水、戴用凸透镜和角膜塑形镜等。理想的近视治疗应该能除去近视的各种病理变化，如使眼轴变短、角膜曲率变平等，从而让裸眼视力提高到正常。可惜，理想的治疗办法至今还在探索中，没有问世（假性近视的治疗除外）。

佩戴框架眼镜

框架镜主要由镜片和眼镜架组成。这种眼镜验配相对简单，使用方便，价格比较便宜。因为它不接触眼睛，所以安全系数比较高，用的人也比较多。框架眼镜的主要缺点为：视野小，矫正视力差，尤其是度数高者，只有镜片中央的矫正视力比较好，镜片边缘视力差，超出镜片以外的视野视力则没有矫正。对于高度散光、不规则散光以及两眼度数相差300度以上的近视，矫正的效果不理想。

如何选择合适的镜片

超薄镜片

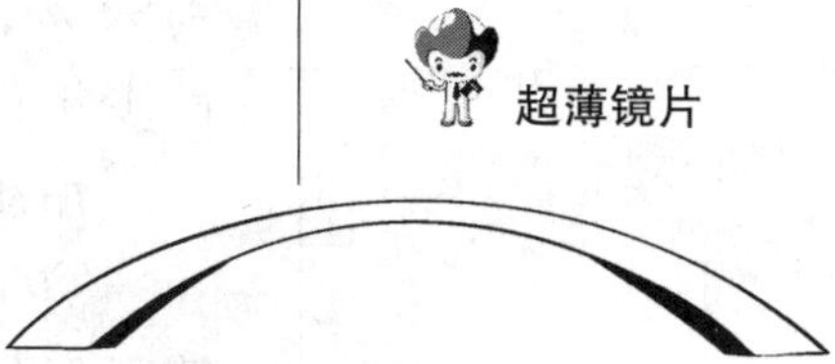

普通光学镜片的折射率在 1.52 左右，所谓超薄镜片是用折射率高（一般折射率在 1.7 左右）的材料做成的，边缘的厚度可以做得比较薄，所以叫作超薄镜片。对于同样度数的镜片，超薄镜片比较轻，且折射率越高镜片越薄。但高折射率的镜片色散系数加大，会影响到成像质量。对于度数不高的眼镜，超薄镜片重量与普通镜片差别不大，所以青少年近视选用折射率高的超薄镜片意义不大。

非球面镜片

普通镜片的表面是一个球面，球面透镜的缺点是在中央部分的图像和边缘部分的图像的大小不同，叫作球面差，影响了成像质量。而眼镜周边部的成像质量不好，不利于控制近视度数增长。非球面镜片可以很好地克服球面相差，周边部的成像和中央的成像一样清晰，对于预防近视的加深应当有利。非球面镜片的边缘也比较薄，减轻了重量，戴镜比较舒服。

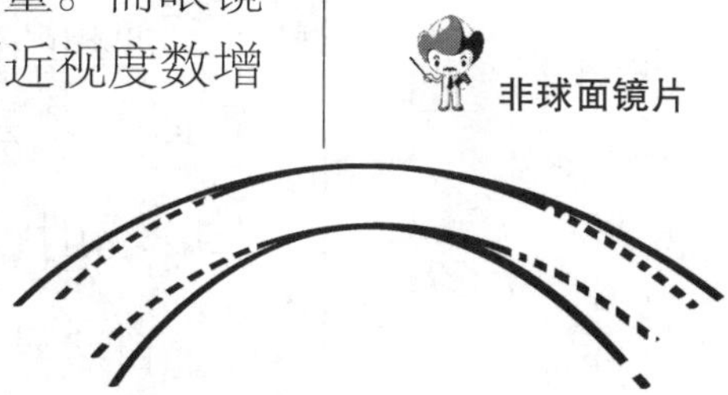

注：实线为普通镜片，虚线为非球面镜片

加膜镜片

为了增加镜片的物理性能，用真空镀膜的方法在镜片的表面镀上一层膜，这就是加膜镜片。

减反射膜

减少镜片对反的光射带来的损失，增加镜片

的透光率。一般能使镜片的透光率从91%增加到98%，增加了像的亮度，看得更加清楚，对保护青少年视力有利。

加硬膜

镀了氟化镁的镜片有相当的硬度，耐摩擦，便于保持镜片的透明度，延长使用寿命。对于好动的青少年，用加硬膜的镜片比较适合。

抗磨损膜

无论是无机材料还是有机材料制成的镜片，都会在日常使用中受到灰尘或沙砾的摩擦，在镜片表面产生划痕。在镜片表面镀上抗磨损膜可以有效地解决这个问题。现代抗磨损技术的加硬液体中既有含有机基质，又含有包括硅元素的无机超微物质，使抗磨损膜具有韧性的同时又提高了硬度。在减反射膜的外面再镀一层以氟化物材料为主抗污物膜，具有抗油污和抗水性能，可以解决镜片表面镀减反射膜后容易产生污渍的问题。

理想的镜片外表面系统处理应该是包括抗磨损膜、多层反射膜和顶膜抗污物膜的复合膜。

抗辐射镜片

自然界存在各种各样对眼睛有伤害的辐射光源，如红外线、紫外线、X光线等。在镜片材料中加入一些金属氧化物，这些氧化物能吸收一些辐射光线，减少或避免对眼睛的伤害。

双焦点配合三棱镜

双焦点配合三棱镜

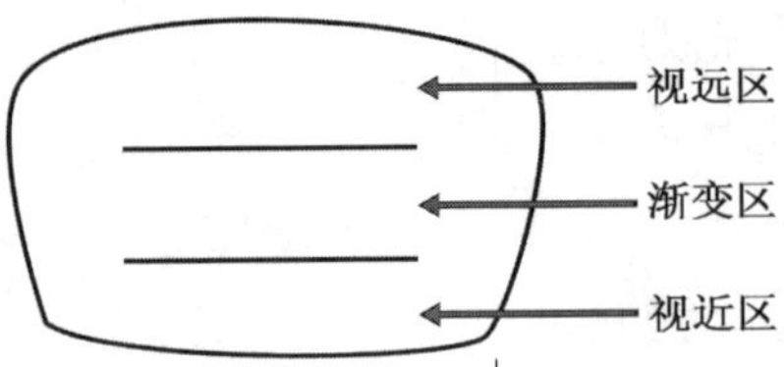

这种镜片的设计原理是尽量减少调节和集合，镜片上有两个度数，一个是用来看远处的，一个是用来看

近处的，两者相差150度左右，所以叫双焦点。度数高的放在上面，低的放在下面。看远物时用上面的度数，看近物时用下面的度数。这样，看近时的调节要比普通的镜片少1.50D左右。再加上联合了底向内的三棱镜，使近处物体的图像向两边分开一点，减少了眼的集合。调节和集合都减少了，近视发展的速度当然降低。双焦点镜片的缺点是当眼球从看远的上部转向看近的下部时，戴镜者会感觉到物体有垂直方向的移位，称作像跳，给戴镜者带来不适感。

抗疲劳镜片

为了克服双焦点镜片像跳的缺点，人们又设计了一种抗疲劳眼镜片，该镜片上下部的度数不是突然减低，而是逐渐减低的，看近物用的下半部的度数且下半部度数只比上半部减少75度，减少调节的作用比较弱了，防近的作用自然也比较弱了。

多焦点渐进镜片

针对双焦点镜片和抗疲劳眼镜的缺点人们设计了多焦点渐进镜片，镜片自上而下的度数也不断变低，上下度数的最大差距能达到200度。上方是远用屈光度，镜片下方是近用屈光度，镜片中央是屈光度逐渐过渡的区域，这也是大多数渐进镜的设计模式。大多数渐进片的近用光学区光学中心在远用光学区光学中心的下方10~16毫米，鼻侧2~2.5毫米处，连接远用区和近用区的是渐进区，其宽度因不同设计而异。

多焦点渐进镜片能克服由于像跳带来的不适，同样也能更好地控制度数的加深。但是镜片两侧（即散光区）的成像不清楚是它的致命缺点。戴用多焦点渐进眼镜需要一个适应期，也是它的另外一个缺点。

虽然戴用双焦点或多焦点眼镜看近物时需要的调节减少了，但是集合作用并没有减少，所以控制近视增长的作用有限。

据香港地区一家机构长达两年的观察，发现多焦点渐进眼镜和单光镜控制度数增长的差别不大。美国也有学者对多焦点渐进镜片与普通的单焦点镜片对于控制青少年近视发展的效果进行了研究,通过三年的观察,发现戴多焦点渐进眼镜者近视平均增加了 128 度,而戴普通单光镜者增加了 148 度。虽然有差别,但平均每年只少增加了 6.7 度,没有实际意义。所以一般不积极推荐青少年使用多焦点渐进眼镜来控制近视度数的增长。

如何选择镜架

青少年使用的眼镜架没有特殊的要求,不过由于青少年脸部较小,双眼之间的距离短,所以不要选择过大的镜架。

伴有较高散光的青少年,最好用全框眼镜,使用无框镜架时镜架稍有变形,镜片的散光轴位就会跟着发生偏斜,造成矫正视力下降,不利眼睛健康。

镜架的形状一般要和脸型大致相同,圆脸的最好用类似圆形的镜架,方脸最好用类似方形的镜架。

由于青少年近视的度数变化较快,眼镜更换的也比较快,青少年可根据自身经济情况选择镜架,一般情况下选择中等价位的镜架即可。

佩戴框架镜的常见疑问

戴还是不戴

有人认为戴了眼镜就无法脱掉了,而且会促进近视度数增加,所以即使有三四百度的近视也不配戴眼镜。这实际上是一种认识上的误区。得了近视远视力下降,如果不配眼镜,一方面看不清黑板,影响学习;另一方面,为了看清黑板不得不眯眼的习惯可能会加深角膜散光,对眼睛的健康更加不利。

“不戴眼镜就不会加深近视的度数!”这实际上是一个可笑的观点。设想,如果不戴眼镜近视就不会加深,那么每一个近视者在几十度的时候没有戴镜,为什么近视的度数还长到 100 度以上呢？有不少近视者在100度时也没有配眼镜，而他们的近视为什么也会长到200度以上呢？临床上常常看到首次配镜近视度数就很高的，他们从来没有戴过眼镜，度数不也是很高吗？

相反，也有人认为一旦得了近视，第一反应就是戴眼镜。这也是一种不正确的看法，眼镜实际上是帮助近视者看清远处目标的工具。如果远处目标能看得清，何必戴镜？这就好像腿有残疾的人，如果仅仅是有点跛，但是可以自己走路，为什么要坐轮椅或者用拐杖呢？如果青少年的裸眼视力大于0.6，一般不会影响学习，可以暂时不配眼镜。

笔者建议青少年近视配镜与不配镜的标准的视力临界值是0.6。低于0.6的，看不清黑板时就要配眼镜；等于或大于0.6的低度近视可以暂时不配。如果坐在靠前面几排，即使视力低于0.6，只要能看清黑板，也可以不配；但坐在后排的学生，视力虽高于0.6但仍看不清黑板，也应及时配戴眼镜，防止视疲劳。

戴框架镜的度数是不是浅一点更好

有人主张近视的度数需要配足，使戴镜视力达到1.5，有的认为配到1.0就好，还有的认为低一点更好，戴镜视力达到0.8就可以了。

动物实验证明，给幼年的鸡戴凹镜片会诱发近视，戴凸透镜可以诱发远视。过矫的近视眼镜实际上是给戴镜者多戴了凹透镜，可以联想到过矫的眼镜会促进近视的发展。欠矫的眼镜实际上是给戴镜者多戴了凸透镜，凸透镜诱发的远视正好可以和抵消一部分近视，对延缓或阻止近视的发展有利。

但是，多年来的观察发现，欠矫的眼镜也没有能阻止近视的发展，这大概是因为欠矫阻止近视发展的作用力远远不能抵消长时间看近物带来的不利影响。

许多青少年戴着眼镜还是在10厘米处写字，这时候需要用10.0D的调节力。一般眼镜只欠矫25度，怎能抵挡10.0D的调节力！

近视眼戴镜的目的主要是为了帮助看清物体,消除近视眼对日常工作生活的影响。对于青少年,应该按照睫状肌麻痹验光后的度数给予全部矫正。对于真性近视的眼球,睫状肌麻痹后验光的结果最接近眼球的度数。一般来说,这个度数的视物最清晰,没有必要给予低配。如果近视度数加深过快,眼镜更换过慢,比如,第一副眼镜是200度,但有两年的时间没有更换镜片,第二次验光的结果成了500度,这时如果马上给予500度的近视眼镜,患者会有头晕、眼胀等不适感,此时应该适当的减低度数,一般佩戴后会慢慢适应。家长应该定期(半年左右)带孩子去医院检查视力,以防近视加深过快,而更换镜片不及时,影响青少年的学习和视力健康。

应该常戴还是间歇性戴眼镜

目前有两种截然不同的观点:一种观点认为除了睡觉不用戴眼镜,其他时间都要戴着。理由是近视者不戴眼镜看近物时,会增加眼的集合,而过度的集合会促进近视的发展。另一种观点认为能不戴尽量不戴,否则看近时过多的调节会促进近视的发展。这两种观点互不相让,直至目前,不同的医疗机构观点仍不统一。

青少年应该如何戴镜呢?

(1) 假性近视不要戴近视眼镜。

(2) 能看清黑板的低度真性近视(一般在100度以下)暂时不配镜。

(3) 250度以下近视者在需要看远物时戴镜,平常不要戴镜;300度以上的,最好配两副眼镜;看远物时用单眼视力配到0.8,双眼同时看时可以达到1.0的眼镜,近距离用眼时(如看书、写字)用比看远物时低200度的眼镜。譬如,一位200度近视者看远时需要戴400度,近工作时可以用200度的近视眼镜。

(4) 伴有散光、双眼度数相差100度以上的;伴有外斜或伴有弱视的,都需要经常戴眼镜。

(5) 有些人对度数的变化很敏感,加上青少年的调节能力比较强,近距离用眼时间长了会导致调节无法放松,引起的假性近视的比例较高。如果仅有50度的近视,且自觉容易视疲劳,这个时候就算是只有50度也是有必要配戴的。

正确规范的验光配镜,结合自身情况合理的佩戴眼镜对近视眼患者来说,可以减少近视对日常生活的影响,缓解视疲劳。

佩戴隐形眼镜

隐形眼镜又叫角膜接触镜,是戴在角膜上的眼镜。

早在1888年隐形眼镜就发明了,早期的隐形眼镜材料不透氧,缺氧易对角膜造成伤害,无法推广。直到20世纪60年代捷克人发明了能吸水的软性隐形眼镜材料,紧接着70年代又发明了透氧率很高的硬性隐形眼镜材料,隐形眼镜才开始大量应用。

隐形眼镜的优点是比框架镜的视野大,镜片的放大率小,对于双眼近视度数相差较大者,矫正效果较好。且鼻梁上没有了眼镜,不影响美观。但是,如果环境中的灰尘较多,例如:地表裸露较多的农村、风沙较大的北方、城市中道路大面积翻修、灰尘多的工厂等不适合戴用。

隐形眼镜有软性和硬性两种,目前制作软性隐形眼镜的较好的材料是水凝胶,制作硬性隐形眼镜的材料是氟硅丙烯酸酯。这些材料的透氧率高,对角膜伤害小。

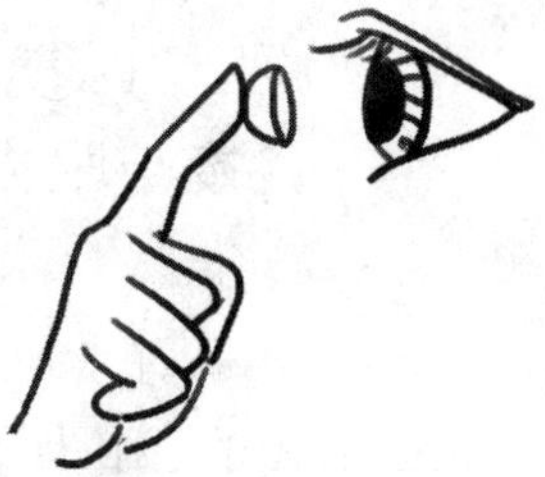

正确戴隐形眼镜:洗手后,将镜片放在食指尖上,轻轻地覆在黑眼球上

软性隐形眼镜分为传统型、频繁更换型和抛弃型。对于初次使用隐形眼镜者,一般建议选择频繁更换型或抛弃型。其价格相对便宜,是大多数患者的首选。

硬性隐形眼镜可以控制近视眼度数的加深,这一点对近视度数不断加深的青少年最为有利,但其价格也相对较贵。有学者对 8 ~ 13 岁儿童进行过 3 年的随访观察,结果显示:56 名佩戴硬性隐形眼镜的儿童平均近视发展为 48 度,佩戴普通眼镜的为 153 度。最近有一项隐形眼镜对近视发展影响的研究显示:59 名硬性隐形眼镜佩戴者近视平均增加 156 度,57 名软性隐形眼镜佩戴者平均增加 219 度,二者差别显著。

硬性隐形眼镜的特点如下:

不易吸附眼的蛋白质等沉淀物,并发症少。软性的容易吸附眼的蛋白质等沉淀物,时间长了这种沉淀物很易导致巨乳头结膜炎,使眼部干涩、奇痒,造成眼睛的伤害。

硬性隐形眼镜透氧率比软性的高,对角膜损害小。

可以矫正较大的散光,最高可矫正 300 度,尤其是不规则散光。软性的只能矫正大约 50 度的散光。

硬性的舒适度没有软性的好,适应期比较长,一般的需要半个月。验配的技术比较难,价格也较昂贵。软性的很容易适应,验配技术相对比较容易,价格也比较低廉。

对于 16 岁以下的青少年,不建议配用软性隐形眼镜。其原因为:① 青少年近视、散光度数不稳定,变化快;② 隐形眼镜直接与眼内组织接触,青少年自理生活能力差,易发生眼球感染。

对于难以用框架镜矫正的高度散光,双眼近视度数差别较大的,和为了控制近视度数的增长,在经济条件允许的情况下建议在医生的指导下配用硬性高透氧性隐形眼镜。

硬性角膜接触镜和框架镜比较

项目	硬性角膜接触镜	框架镜
视网膜放大率	小	大
视野	大	小
成像质量	好	一般
矫正不规则散光	能	不能
矫正高度近视、散光	效果好	不好
矫正屈光参差	效果好	不好
控制近视发展	能	不能

软性和硬性角膜接触镜的比较

项目	软性角膜接触镜	硬性角膜接触镜
污染	容易	不易
矫正规则散光	小于 50 度	一般 300 度
矫正不规则散光	不能	能
控制近视	不能	能
并发症	比较多	比较少
价格	便宜	较高
控制近视发展	不能	能

佩戴隐形眼镜的常见病痛及处理

戴镜不适、疼痛

多数是由于镜片清洗不当，有较多的沉淀物所引起。一般在戴镜一段时间后发生。仔细观察镜片，一般可以看到镜片上有灰白色的小点，用去蛋白酶浸泡后再仔细清洗，症状会很快消除。异物进入镜片下也会引起疼痛，一般会突然发生，应立即取下镜片，重新清洗，滴用抗生素眼药水预防感染。

角膜划伤

常常由于佩戴者戴镜时不熟练,指甲或破损的镜片会划伤角膜。有时异物掉入眼内进入隐形眼镜下面,也会划伤角膜。如果镜片配的过紧、位置不正等造成角膜缺氧,角膜上皮脱落也会造成角膜划伤。角膜受伤后表现为眼睛疼痛、怕光、流泪、白眼球发红。此时应立即停戴眼镜,滴用抗生素眼药水以防止感染,和滴用贝复舒眼药水促进角膜上皮生长的眼药水。一般 24 小时角膜上皮恢复,症状消失。如果不能好转,应立即到正规医院治疗。

巨乳头结膜炎

主要出现在戴用软性角膜接触镜者。由于镜片没有彻底清洗干净,沉积了较多沉淀物,又长期得不到处理而引起。主要是眼对沉积物中的蛋白过敏和机械摩擦的反应,表现为结膜上有扁平的较大的乳头状突起,感到眼睛发痒、异物感、分泌物多、眼部发红,严重的视力下降。出现后应立即停戴角膜接触镜,用色甘酸钠眼药水治疗。为防止巨乳头结膜炎的发生,应当经常更换眼镜,不能长久使用。用硬性角膜接触镜较少发生这种并发症。

角膜感染

因戴隐形眼镜所致角膜感染的机会虽然很少,但是后果比较严重,应高度重视。它是在角膜损伤的基础上,细菌等病原微生物侵入角膜引起的。如果发生感染,眼部有剧烈的异物感、流泪、怕光、眼部发红、角膜上有浑浊的病变、视力下降。

防止角膜感染很重要,平常要按照操作规程戴用,注意镜片的消毒护理。一旦出现角膜损伤,应立即停止戴用隐形眼镜,点用抗生素眼药水。一般不会发生严重感染。

一旦发现角膜感染,应立即停戴,频繁点用抗生素眼药水(5 ~ 10 分钟一次),及时和验配单位联系处理,必要时直接到正规医院请眼科医生迅速正确处理。

佩戴角膜塑形镜

什么是角膜塑形镜

角膜塑形镜是采用一种特殊逆几何形态设计的角膜塑形镜片，其内表面由多个弧段组成，采用透气性硬质角膜接触镜材料制作而成。市场上常见的“OK 镜”实际上就是角膜塑形镜。

角膜塑形镜的原理

角膜塑形镜治疗近视的原理主要是镜片的中央部分压平了角膜，降低了角膜的屈光度，消除了近视。中央比较平的部分叫基弧，比角膜平坦的度数正好和近视度数相等，压迫角膜加大了角膜的曲率半径，将角膜塑造成正视眼的状态。基弧的直径一般是 5 ~6 毫米，大于瞳孔的直径。

围绕基弧的是反转弧，它比角膜陡峭，宽度一般是 0.3 毫米，当角膜塑形镜戴上后，反转弧区产生负压，加大了基弧对角膜的压力，起到了加快角膜扁平化的塑形速度。反转弧外边的是配适弧，它的曲率半径和角膜大致相同，起到稳定角膜塑形镜的作用。角膜塑形镜的周边叫边弧，略微翘起，可以让泪液顺利进入角膜塑形镜下，以利于泪液的交换保护角膜的安全。

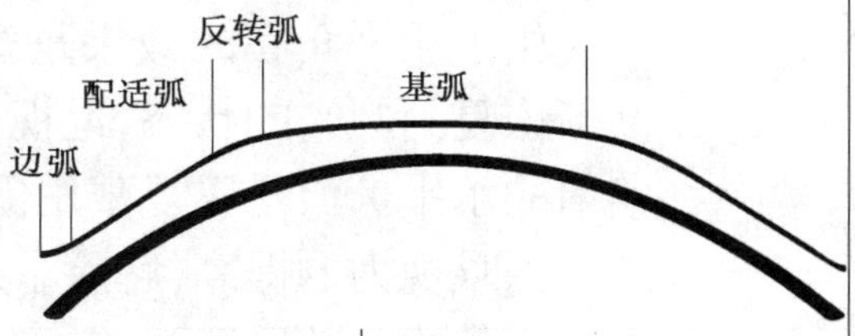

角膜塑形镜的结构

大量实践证明角膜塑形镜可以有效控制近视度数的加深。其原因目前还不是很清楚，主要认为改善周边视网膜的成像质量可能是其预防近视的原理之一。因为佩戴框架眼镜时，视网膜周边部分是过矫的，表现为远视性离焦状态，诱发了近视的加深；而角膜塑形镜改善了这种离焦状态，从而延缓了近视度数的不断加深。

佩戴角膜塑形镜后还有两方面的作用对控制近视增长是有效的。一方面是晶状体操作用。角膜塑形镜戴一夜后，眼睛是轻度远视状态（角膜塑形镜的设计一般都是过度矫正75度），此时需要0.75D调节。1～2小时后，压平的角膜会渐渐回弹，上午保持正视状态，看黑板一般不需要调节。下午可能出于轻度近视状态，看远物时眼的焦点在视网膜前面，相当于雾视法起到负调节的作用。放学后角膜回弹后呈100～200度近视状态，此时看书、做作业又正好减少了调节。这样，在一天内，由于近视度数渐渐反弹的作用，使得晶状体不断改变调节状态，好像是晶状体在做操，起到防止近视增长的作用。另一方面，下午的欠矫状态和晚上的近视状态免除了近工作时的调节也能起到防止眼轴增长的作用。

角膜塑形镜的特点

提高裸眼视力

因为角膜被适当压平，屈光力下降，近视消除，裸眼视力很快提高。只要每天戴用，提高近视裸眼视力的效果几乎是100%。一般来说，近视在200度以内的，1～2天裸眼视力可以恢复到正常，600度的也只需要5～6天。

由于压平角膜的效果是暂时的，停戴后角膜的曲率半径会渐渐恢复到原来的状态，近视也恢复到原来的度数，视力降到戴镜前的水平。但是重复戴用仍然有效。

裸眼视力的提高，解除了近视者戴用框架镜的诸多麻烦，深受青少年的青睐。

小事例

浩浩是个活泼好动的男孩，15 岁，身高 178 厘米，喜欢打篮球。但 450 度的近视让他伤透了脑筋，不到一年已经打坏了四副眼镜。

后来同学介绍说角膜塑形镜很好，可以脱掉框架镜。他立即配了一副，4 天后裸眼视力达到 1.0，解除了戴框架镜的苦恼。上场打篮球再也不怕打坏了眼镜，敢拼敢抢，投篮的命中率大大提高。

有效控制近视度数的加深

戴用角膜塑形镜主要能控制眼轴的增长，因此控制度数加深的效果非常明显。北京第三人民医院观察了三年的角膜塑形镜佩戴者，发现戴普通框架镜的平均每年度数增加 67 度，而戴用角膜塑形镜的平均只增长了 8 度。香港、美国等多家医疗机构对戴普通框架镜和戴角膜塑形镜者的眼轴增长的速度做了观察，他们的统计数据证明角膜塑形镜可有效地控制眼轴增长，遏制近视加深的速度。

角膜塑形镜控制近视眼度数加深的功能已被公认，在目前青少年近视眼的度数不断攀高，且无其他有效控制办法的情况下，推广角膜塑性镜是很好的选择。

适应证和禁忌证

角膜塑形镜一般适合近视 600 度以下，散光在 200 度以下的屈光不正者。不过最近也有所突破，对于 1000 度近视，200 度以上散光者，也有成功的案例，但只是个例，不能普遍推广。

角膜的屈光力高于 46D，低于 40D 的，验配难度比较大。伴有角膜炎、结膜炎、眼泪分泌过少、严重沙眼、过敏体质等也不适合佩戴。卫生条件不好的，自理能力比较弱的，要慎重选用。

安全性

戴镜的安全性是每个近视者最关心的话题之一。与软性角膜接触镜比较，角膜塑形镜的安全性是比较高的。这是因为角膜塑形镜表面非常光滑，规定用10倍放大镜看不到抛光的划痕，实际上目前国内使用的几种角膜塑形镜已经超过此标准。制作角膜塑形镜的材料叫氟硅丙烯酸酯，它的生物相容性好，透氧性高（我国规定的透氧率为80，而一般生产厂家承诺的ISO法透氧率达到100以上）。高透氧率不会影响角膜的呼吸，也不影响它的新陈代谢，所以比较安全。

据估计，近年来，我国验配的角膜塑形镜不少于40万例，至今没有严重并发症的报道。笔者近年来验配1000多例角膜塑形镜，仅见少数轻微、短暂的并发症，无一例严重并发症发生。

戴镜、摘镜注意事项

（1）戴镜前一定要洗手，并将清洁液冲洗干净。

（2）剪掉指甲以免划伤镜片。

（3）戴镜前检查镜片有无破损，有无异物。

（4）避免洗涤用品、化妆品、有色眼药水等污染镜片。

（5）不能用没消毒的自来水冲洗镜片，自来水里面有不少病原体如阿米巴原虫等，容易污染镜片导致角膜感染。

（6）用冷开水最好，纯净水和矿泉水也可以。

（7）摘镜后还要清洗镜片一次，冲洗干净后放入镜盒中用护理液浸泡。

（8）注意左右眼的镜片不要弄错。

（9）镜片是易碎品，清洗时动作要轻柔。

（10）角膜塑形镜遇热变形，会失去塑形效果，所以不能用开水烫，更不能煮沸消毒。

（11）一般每天晚上睡觉前戴上，早晨起床后摘下，保持8小时左右的戴镜时间。睡眠不足8小时的，可以推迟摘镜时间。

角膜塑形镜的并发症

角膜塑形镜的并发症大致和硬性角膜接触镜相同。但在戴镜早期引起角膜点状上皮脱落的情况比较多见，这是因为角膜塑形镜初期对角膜中央的压力比较大，度数越高越大。过大的压力使得角膜中央的泪液不能正常流动，表面的角膜上皮脱落，用荧光素染色呈点状淡绿色阳性区，一般没有自觉症状。几天后，角膜中央渐渐平坦，角膜塑形镜对角膜中央的压力减轻，脱落的上皮很快恢复，染色阳性自动消除，不需特殊处理。

有重影、视力不能达到0.8以上的，多发生在度数比较高的近视者的戴镜早期。一般近视600度的需要戴用15天以上，最长的需要1~2个月视力才能达到1.0，这是因为角膜塑形镜的塑形效果需要到3个月才完成。

如果镜片位置不好，会使裸眼视力不佳，眼部不适。只要到验配单位处理，一般都会达到满意的效果。万一效果不好，停止角膜塑形镜的佩戴，眼睛会很快恢复原来的状态。对眼部没有永久性的伤害。

一般只要戴用者按照操作规程佩戴，做好镜片的清洗、消毒，眼部不会产生严重并发症，也不会有什么不良影响。万一有什么不舒服，要立即摘掉眼镜，点用抗生素眼药水，再请眼科医生检查处理。

近视的治疗

准分子激光角膜屈光手术

近年来,准分子激光角膜屈光手术发展较快,手术方式虽然较多,但基本都是通过改变角膜前表面的曲率半径达到矫正屈光不正的目的。除了准分子激光技术,飞秒激光技术也被越来越多地应用到眼科。因飞秒激光技术有更精确的定位和切割能力,在矫正近视的手术上,显示出更强的优越性。

准分子激光角膜屈光手术能迅速提高近视者的裸眼视力,可以让近视者永远脱掉戴眼镜的烦恼,被大多数近视者接受。因此,许多有近视的青少年和家长们认为近视没关系,到了18岁做一个手术就完事了,因而忽视了近视的预防。这实际上是对手术不了解所产生的误区,在此,有必要对这种手术做一简单的介绍,对手术的利弊作理性的分析。

准分子激光角膜屈光手术的原理是用准分子激光"削平"角膜的前表面,加大角膜前表面的曲率半径,降低角膜的屈光力,矫正近视。通俗地说,准分子激光角膜屈光手术是用角膜为材料做一副凹透镜,矫正了近视,绝对不是真正意义上的治疗。

虽然准分子激光角膜屈光手术可以立竿见影地提高近视者

裸眼视力，但并不是理想的手术，它是以损伤角膜为代价的。部分患者术后出现夜间视力下降、眩光、单眼复视和视觉疲劳等并发症，常常给接受手术者带来无法忍受的困扰。且近视度数越高，术后并发症越多、越严重。

准分子激光角膜屈光手术没有控制近视度数加深的作用，术后近视反弹的比例也不在少数，甚至反弹后近视度数反而比术前增加。即使手术成功，许多患者术后的视觉质量有所下降。

不是每一个近视者都能接受准分子激光角膜切削术，角膜太薄，角膜 K 值过高、过低，近视度数过高，瞳孔直径过大，有过敏体质或眼部有炎症等情况都不能接受手术。

青少年的眼睛还处在发育期，近视发展的速度没有停止，准分子激光角膜屈光手术是不适宜的。

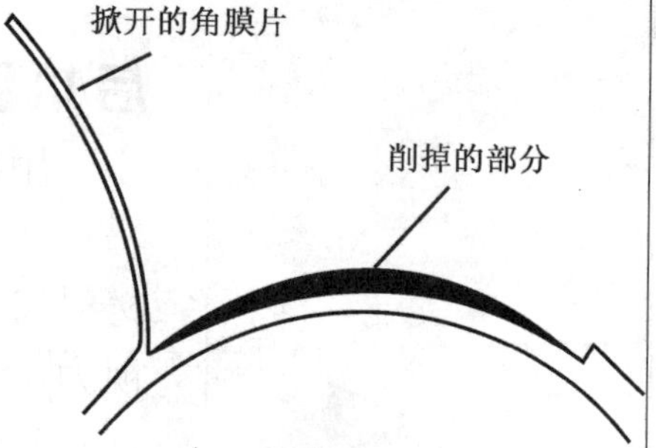

激光手术的原理

角膜基质环植入术

这种手术的方法是将角膜基质环片植入周边部角膜内，可以导致角膜周边部凸起，而中央部变平，从而提高了近视的裸眼视力。优点是不干扰对视力起重要作用的中央部角膜，安全度高。但因为开展时间不长，远期疗效还需要继续观察。

近视小锦囊

激光手术治疗近视一般适用于年满 18 周岁以上的成年人。18 岁以下的青少年由于眼部还没有发育完全、屈光度也不稳定不适于进行手术治疗。

晶体眼的人工晶体植入术（ICL）

根据不同患者的屈光状态，将计算好的镜片通过角膜缘的切口放置到晶状体前，一般是前房或者后房内。这种手术主要针对超高度近视，一般是大于1200度。超高度近视眼无法接受准分子激光矫正术或者角膜塑形镜。但ICL手术有严格的适应证，术前应当进行严格的检查，否则有引发青光眼、白内障甚至视力下降的可能。

后巩膜加固术

用巩膜兜带加固后，巩膜有控制眼轴的不断增长和改善视网膜的血液循环的作用。加固的材料挤压了后部巩膜，缩短了眼轴，改善了裸眼视力。比较适用于病理性近视。

严格来说，近视的眼球已经发生了器质性变化，因此所有的治疗都是停留在矫正层面上的，没有办法将已经发生的改变复原。因此，在这里告诫青少年朋友，得了近视不要寄希望等到成人时进行手术治疗。在没有近视时，要努力预防近视的发生；得了近视后，要设法控制近视度数的加深才是最好的选择。

近视小锦囊 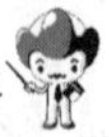

青少年在使用阿托品类药物自行滴眼或涂眼时，一定要注意应压迫眼睑内侧泪囊处2~3分钟，防止药液流入鼻腔吸收至全身导致中毒。

近视的药物治疗

尽管多数人近视以后通过戴镜的方式矫正，很少听说有药物可以治疗近视，但研究发现有些药物确实能阻止或者延缓近视发展速度。现有确切疗效的药物有阿托品和哌仑西平，简要介绍如下。

阿托品

国内外的研究报告长期使用0.5%~1%阿托品可以停止或者延缓近视的发展速度，并且疗效与药物的浓度有关，浓度高的疗效较肯定，治疗过程中未出现眼压改变或者青光眼。缺点是副作用比较多，比如：扩瞳引起的畏光，调节力下降引发的视近模糊以及过敏性结膜炎等。此外使用时如果没有压迫泪道，可导致药液从泪道吸收进入体内引起其他全身反应。有人用0.05%～0.1%的阿托品点眼，每日2次。因为浓度很低，几乎无副作用，且能起到控制近视发展的作用。阿托品是非特异性毒蕈碱受体拮抗剂，目前已有M1受体阻断剂哌仑西平的临床研究，其2%溶液每日2次滴眼可延缓近视加深，但仍有轻度抑制调节和瞳孔扩大等副作用。

哌仑西平

哌仑西平有类似阿托品的作用，可以阻断形觉剥夺性近视的形成和发展。美国一项针对8～12岁儿童观察期为一年的调查发现：2%哌仑西平凝胶，每日点眼两次，有明显的延缓近视发展的作用。它在具有与阿托品类似的抑制巩膜增长作用的同时，没有瞳孔散大和调节麻痹等副作用，因此，是一种前景较好的近视防治药物，目前已经得到眼科界的公认。

其他疗法

针灸治疗近视的常用穴位有承泣、翳明、四百、球后、睛明、光明等。耳针也常用来治疗近视。但是，这些方法都无法证实对近视有确切的疗效。另外，做耳针治疗者，一定要防止引起软骨膜炎，耳郭畸形的可能。

磁疗能治疗近视的说法已被证实无效，长久在高强度磁场工作的人，白内障的发病率却是明显高于普通人的。

超声波用于近视治疗缺乏科学根据。

低能量激光治疗近视也缺乏客观可靠的评价。

不同程度的近视如何选择治疗方案

单纯低度近视（度数 <300 度）

不影响学习的情况下尽量不要配戴近视眼镜。可以选用双星明眼药水点眼，再加用远眺、雾视法和调节集合训练法防止近视加深。

注意用眼卫生，改掉各种坏毛病。在任何情况下，坏习惯不改，近视度数都会不断增加，特别是近距离写作业的习惯。如果不能自行克服这个坏习惯，可参考近视预防的相关内容进行纠正。

单纯中度近视（度数 <600 度）

超过 300 度的近视可以选用两副眼镜，一副看远处，一副看近处，或在医生指导下选用双光眼镜、多焦点眼镜。用角膜塑形镜也是不错的选择。

近视伴有散光

超过 50 度的散光需要将散光度数配入眼镜，大于 150 度的高度散光最好选用 RGP 或角膜塑形镜。

近视伴有斜视

近视伴有斜视，如果度数大，应该进行手术矫正，因为高度数的斜视可以引起双眼单视功能发育不良。如果伴有低度的内斜视，可以适度将度数配低，放松调节，缓解近视。伴有低度数外斜的，可以适度高配一些度数，但高配过多，又会导致近视增速加快，目前已经很少使用。

近视伴弱视

弱视是指排除器质性眼部疾病或引起视力不良的全身疾病后，矫正视力低于该年龄段的平均视力。如果近视伴有弱视，应该根据睫状肌麻痹验光后实际的结果配镜，并且需要一直戴眼镜。

近视伴有屈光参差

屈光参差的矫正最好用角膜接触镜，但是对于曲率性的近视效果较差。如果不能接受角膜接触镜，也要用框架镜矫正。一般来说，两眼度数相差超过 250 度时，两眼视网膜成像的大小相差 5%，容易出现戴镜不适的状况。但是青少年的适应能力比较强，可以根据具体情况验配。屈光参差的眼镜需要经常戴用。

无法用戴镜办法矫正的屈光参差只有通过角膜屈光性手术治疗。但 18 岁以下的青少年眼睛处于发育期，手术的难度比较大，一般不建议手术治疗。

视觉训练

近视可以训练好吗

真性近视是无法通过训练降低近视度数的,假性近视则可以。

目前市面上有用按摩、针灸、耳针、理疗、贴敷芳香类药物浸泡的眼贴等方法来提高视力的做法。其实,这些方法仅仅是刺激了眼部周围的皮肤,与眼部无关。只是通过休息,放松了过度调节,缓解了假性近视,而真性近视的度数并没有降低。

有些青少年通过这些办法的确提高了视力,通过仔细观察发现,那是因为他们在检查视力时学会了眯眼和如何猜中视力表视标方向的技巧,提高的视力是虚假的。

训练可以防治调节不良引起的视力下降

人眼在看物体时,需要根据物体的远近来调节(参见第16页)。这个调节,需要很精准,也需要很灵活,如果调节不良,就会导致视力下降。

调节不良包括调节过度、调节不足、调节灵活度下降和调节力不能持久等。调节过度和调节不足与近视度数的加深有密切的关系。调节过度会促进假性近视发生，在验光的过程中配镜度数会偏高。调节不足也会导致近视度数的快速加深。

调节不良不仅仅导致视力下降，还常常导致视力疲劳。视力疲劳的症状主要是近距离用眼后头痛、困乏；注意力不能集中，学习效率低；阅读速度慢，记不住读过的东西；阅读时文字移动、跳动，在纸面上漂浮或串行；阅读后眼疼、眼酸、眼干、视物重影；看近时间稍长以后，就看不清远处的目标，看远后再看近一下子也不清楚近处的目标；等等。

针对这些现象，我们可以通过视力训练来提高调节的精准度和灵活度。

哪些办法可以提高调节功能

最简单的提高调节能力的办法就是看自己不断移动的手指：先将自己的手臂伸直，竖起食指，然后渐渐地拉近手指，直到眼前 5 厘米处；再渐渐拉远，直到手臂伸直。每次练习 10 分钟，一天两次。这样就可以使调节力得到改善。

晶体操训练也是改善调节不良的好办法。具体做法是：戴好自己的眼镜后，看 5 米处的视力表，10 秒钟后再看 33 厘米处的目标（阅读书籍也可以），10 秒钟后再看 5 米以外的视力表，再看近处。如此反复 10 分钟，也能改善调节能力。

还有一种比较好的办法是用双面镜。双面镜又叫蝴蝶镜，一面是正镜片（凸透镜），另一面是负镜片（凹透镜）。使用时，在戴用自己的

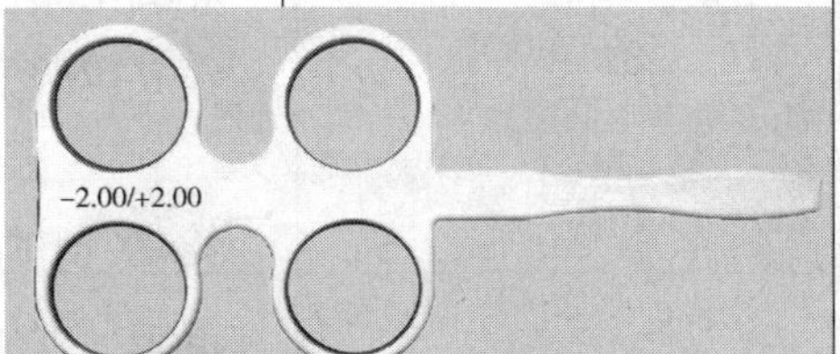

双面镜

字母表

N	4	D	F	B	5	0	R	P	S
K	4	V	R	7	S	L	3	2	V
S	U	N	4	H	K	7	B	S	0
G	3	L	N	5	S	F	7	Z	C
5	N	J	2	H	S	7	C	L	3
F	7	K	3	S	3	S	D	4	C
X	3	H	J	5	8	S	O	2	B
A	U	T	9	N	Q	2	6	M	C
8	Q	H	8	C	J	L	2	V	K
Y	C	J	4	N	2	L	D	7	D

眼镜的情况下，先用正镜片看近距离的字母表，直至看清楚字母时再反转双面镜，用负镜片看清字母，如此反复用正镜片和负镜片看字母表，每次 10 分钟。训练时，先训练单眼，再训练双眼。双面镜的训练，对于改善眼的调节精准度和灵活度很有帮助，同时也有利于提高视力。

其他的调节训练方法有镜片排序、使用红绿可变矢量图（周边融像、中心融像）等，需要在专业人员指导下进行。

任何一项训练都要达到眼睛调节功能的平衡，如负片练完练正片，正融像训练完进行负融像训练。

弱视的训练

弱视主要是在幼儿期视觉中枢和视觉通路没有得到很好发育引起的。绝大部分弱视可以通过训练唤醒视觉系统的能力，直接提高视力，治好弱视。

人眼的视觉系统发育的敏感期从出生时开始，2～3 岁可塑性最强，4～6 岁以后放缓，9～12 岁才结束，达到潜伏期。即使已经成年，在某些条件下，还可以延长敏感期，或激发潜伏期为敏感期。在敏感期用一些训练的方法，促进视觉系统的发育，向饱和视力发展，是有可能的。

实际上，看见物体，最终是大脑起作用，眼睛接收到的信息最终要通过大脑处理才能“看到”。而我们的大脑平常只有很少一部分在工作，其储备功能是很强大的,通过训练,唤醒沉睡的那一部分大脑参与工作,应该就能提升视力。

在家中就可以进行弱视训练。穿珠子是最常用、最简单而又行之有效的办法。训练时戴好适合的眼镜,遮盖视力好的一只眼睛(若为双眼弱视,则两只眼睛交替进行遮盖),用大小不同的珠子(最好为红色),从大珠子开始穿,当视力提高后,再穿较小的珠子。每天穿两次,每次 20 分钟左右。

描图也是一个比较好的办法。训练时也要戴好适合的眼镜,遮盖视力好的一只眼睛(若为双眼弱视,则两只眼睛交替进行遮盖)。一般用线条图,开始可以找一些线条较粗的、简单的图,当视力提高后再找线条较细的图。描图时,越仔细越好。

这两种办法是用图像去刺激视觉的通路,能促进视中枢、视路再次发育,从而提高视力。

专业的弱视训练

专业的弱视训练一般分三个疗程,在充分矫正屈光不正和适当遮盖视力较好的一只眼的基础上,做如下训练能收到较好的效果:

第一疗程:弱视眼视力提升基础训练,视觉刺激训练,光学刺激训练(以红光闪烁刺激为主),放松训练。

第二疗程:弱视眼视力提升训练,视觉刺激训练,形觉刺激训练,单双眼调节训练,融像功能训练。

第三疗程:双眼视功能训练,去抑制训练,双眼调节功能训练,形觉刺激训练,融像功能训练。

这些训练,一般来说需要在专业人员的指导下进行。

远视、散光与弱视

远视知多少

远视，顾名思义，与近视相反，看近处的东西模糊。事实真的是这样吗？远视是怎么发生的呢？青少年得了远视后应该注意些什么呢？

远视的表现

视力

远视的裸眼视力表现比较复杂，有时候宜与近视混淆。因为眼睛具有自我调节能力，当调节力大于远视的度数时，青少年可以表现为裸眼视力正常；当调节力小于远视度数时，视力下降。由于远视者看近处物体相对模糊，如果想看清近处物体则眼睛需要付出更多的调节力，所以在看清 33 厘米处的书本时，还需要增加 3.0D 的调节力。

远视的视力表现

调节力	眼睛代偿能力	远视力	近视力
<远视度数	不能代偿	下降	下降
≥远视度数，< +3.00D	部分代偿	正常	下降
>远视度数 +3.00D	可以代偿	正常	正常

由上表可知，远视者不仅仅表现为看近处模糊不清，它取决于眼睛的调节能力。青少年眼睛的调节能力很强，当远视度数不是很深时，眼睛的调节能力可以抵抗远视的度数，故看远处和近处都能看清。随着年龄的增加眼睛的调节能力会逐渐下降，或远视的度数过深自然情况下无法调节至正常，则远视会表现为看近处物体模糊不清。当远视度数高达一定程度甚至会表现为看近处和远处都不清楚的情况，这种情况下学生往往将书本拿得很近，放大了视角来提高视力，表面看来好像是近视，实际上是远视。

小知识

远视就是“看近模糊，看远清楚”吗？

不是，远视的表现和眼睛的调节能力密切相关。

例 1，远视度数 400 度，调节力 3.00D，则看远和看近都不清楚。

例 2，远视度数 400 度，调节力 4.00D，则看近模糊，看远清楚。

例 3，远视度数 400 度，调节力 7.00D，则看远和看近都很清楚。

视疲劳

远视眼在视远时也需要用调节中和，睫状肌长时间收缩，所以很容易产生视力疲劳的症状。如果调节过度，超过了远视度数，也会得假性近视。

小知识

远视比近视更易得弱视

远视比近视更容易得弱视,在远视度数大于调节力的时候更是如此,因为它们的远近视力都不好,失去了正常的形觉刺激。

远视的检查方法

远视的调节力比正常人强,青少年更是如此,极易干扰验光的结果。所以一定要用比较强的睫状肌麻痹剂散瞳验光。

远视的矫治原则

正常儿童的生理屈光状态即为远视,随着年龄的增加,眼轴的增长,远视度数会逐年下降。如果远视的度数在生理范围内,并且没有引起视力发育不良,无须配戴眼镜。如果伴有弱视,是一定要及早配戴,并且要常戴眼镜。若视力正常,但仍伴有高度数的远视,这种情况容易在看近时诱发高负荷的调节,眼球相对容易视疲劳,因此也建议看近时戴镜。一般来说,远视的眼轴较短,因此远视眼反而不容易发展为近视。

散光知多少

散光主要表现为看东西有重影,绝大多数人都有低于 50 度的散光,对视力影响不大,是生理性的。若散光度数较大,影响视力,则叫作散光眼。

散光的表现

视力下降

散光眼的主要症状是视力下降,无论散光眼怎样调节,远近视力都会下降。同样度数的逆规散光的视力下降要比顺规散光的严重。由于青少年眼睛的调节作用强,可使散光眼的视力发生变化，视力得以提高。但如果调节过度，可演变成散光伴近视，视力下降更加明显。

眯眼是散光眼视力下降的最常见的症状，通常情况下眯眼可以使裸眼视力明显提高。

小·事例

你有眯眼的“坏毛病”吗？

姗姗，从小看东西就喜欢眯眼。家人都以为是有倒睫引起的，后来将倒睫拔掉后，她还是眯眼。妈妈以为她已经养成了眯眼的坏习惯，经常教育她不要眯眼看东西，但是效果不大。后来去看了医生，才发现她的裸眼视力只有0.4，而且是眯眼看的，不眯眼的裸眼视力只有0.2。验光后发现原来她有高度散光。通过矫正后，姗姗的视力只能达到0.5。矫正视力不好的原因是长期高度散光已经使眼睛伴有弱视了。经过戴镜和弱视治疗，半年后她两只眼睛的矫正视力达到0.8，眯眼的“坏毛病”终于改掉了。

视疲劳

因为散光眼的远视力近视力都是下降的，朦胧的视力会诱发调节，但调节也不能使视力明显提高，于是调节一直处于紧张状态，视疲劳就产生了。高度散光视力很差，调节常处于废用状态，视疲劳反而不明显了。

散光的矫治

散光的眼球可以看成是一个橄榄球，越扁则散光程度越高。对于浅度数的散光无须戴镜矫正。如果散光程度较高，引起视力发育低常或者视疲劳，应该根据戴镜者对散光的接受程度配镜。初次戴镜时，或高度散光者，常常对全部矫正不能适应，戴用后反而头昏眼花、眼部酸胀。配镜时可以减少散光的度数并适当增加眼镜的度数，一般可以比较舒适。较大度数的散光眼最好还是配硬性角膜接触镜。

弱视知多少

小知识

裸眼视力矫正不到0.8都是弱视吗?

在儿童弱视诊断时,对不同年龄组儿童采用不同的视力参考值下限:3岁为0.5,4~5岁为0.6,6~7岁为0.7。如果幼儿视力低于同龄儿童正常视力下限,双眼视力相差不足2行,但临床未发现形成弱视相关的诸如单眼斜视、屈光参差、上睑下垂、屈光间质混浊,以及双眼高度屈光不正等因素,不宜诊断为弱视,可随访观察。

视觉发育期,由于单眼斜视、屈光参差、形觉剥夺或双眼高度屈光不正等异常视觉经验,造成单眼或双眼最佳矫正视力低于正常,或双眼视力相差2行以上,临床检查无可见的器质性病变,经恰当治疗后视力可以提高或完全恢复。

弱视主要是由于在幼儿期视中枢没有视力发育所必需的清晰图像的刺激,是视中枢功能性的眼病,即使矫正视力也无法提高到正常。

弱视的分类

弱视有斜视性、屈光参差性、屈光不正性和形觉剥夺性四种。

当一只眼睛偏斜,视轴偏离了黄斑部,双眼不能同时有清晰的图像,偏离眼就发生了斜视性弱视。早期矫正斜视和进行弱视治疗,预后会比较好。

屈光不正性弱视有单侧性和双侧性,多发生于没有戴过矫正眼镜的高度屈光不正患者,尤其多见于高度远视性屈光不正的患者。高度近视患者看不清远处，但多能看清近处，故多不产生弱视。这种弱视因双眼视力相差不多，通过佩戴合适的眼镜后，视力能逐渐提高，如果配合视觉刺激训练，病程可大大缩短。

形觉剥夺性弱视是因为婴幼儿期由于白内障、角膜浑浊、完全性眼睑下垂等遮盖眼球，进入眼内的光刺激不够充分，剥夺了黄斑接受正常光刺激的机会，产生视觉障碍而形成的弱视。在视力发育的敏感时期，及时去除形觉剥夺的因素，可以有效恢复视力。

弱视的表现

矫正视力不能提高是主要症状。在光线较暗的环境中，视力比其他眼病的好。看单独视标要比看一排排的视标视力高大约20%。因此在检查弱视视力时最好用分读视力表检查。

弱视的检查

弱视检查首先需要看看有没有屈光不正，一般需要散瞳验光。还要检查眼位是否正常，眼底有没有病变等。

矫正视力达不到1.0，又没有找到其他眼病的青少年不要轻易判定为弱视，弱视的诊断需要专业眼科反复检查才能够下结论。

近视小锦囊

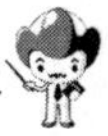

近视、远视、散光都是屈光不正的表现，严重的屈光不正可导致弱视、斜视等。不管是哪种屈光不正，大多是用眼不当所引起的。青少年对近视以外其他类型屈光不正的防治也可参照近视的防治。

小·事例

弱视误诊

小昱,平时看电视喜欢离电视机很近,且喜欢低头、眯眼。某单位检查:裸眼视力右0.3、左0.4,配了一副双眼200度的近视眼镜,且矫正视力右0.4左0.5,诊断为弱视。后来一个偶然机会他们来到某专业眼视光机构复查,结果让小昱的父母难以相信:左眼:近视75度,散光300度;右眼:近视75度,散光350度。原来是混合散光造成了视力的下降。经矫正后两眼视力都可达到0.8,并不存在弱视。

建议家长们,如果孩子的视力不好,被诊断为弱视,最好多找几家医院检查确诊。不要只相信一次检查,尤其是不要轻易相信一些眼镜店的检查结果。

弱视的治疗

伴有弱视的近视一定要及早治疗,4~5岁就要开始治疗,一般认为到了13岁弱视的治疗难度就大了。

弱视的治疗原则是正确验光,充分矫正,应当遮盖健康的一侧眼睛并进行适当的提升视力的训练。对于散光和屈光参差,用RGP矫正是最佳选择。伴有斜视时必要情况下需要手术治疗。

附 录

儿童视力表

视力检查有赖于被检者的配合。如果被检查者年龄过小、理解能力有限或者表达方式欠佳,此时使用标准视力表检查视力所得的结果可能会偏小,甚至误差很大。3 岁左右的孩子大多不会识别“E”视标。对于这类被检查者,可以使用马蹄形视力表、图形视力表、数字视力表等易于被孩子理解和接受的视力表。下面列举一些常用儿童视力表供读者参考。

马蹄形视力表

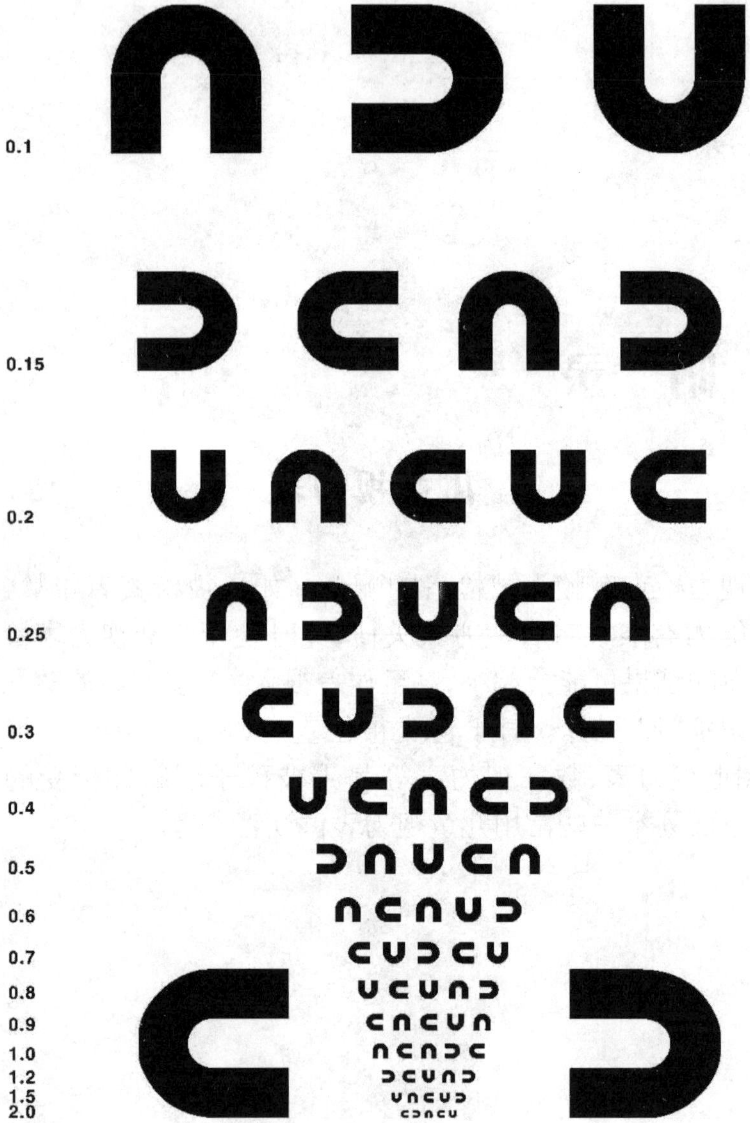

图形视力表

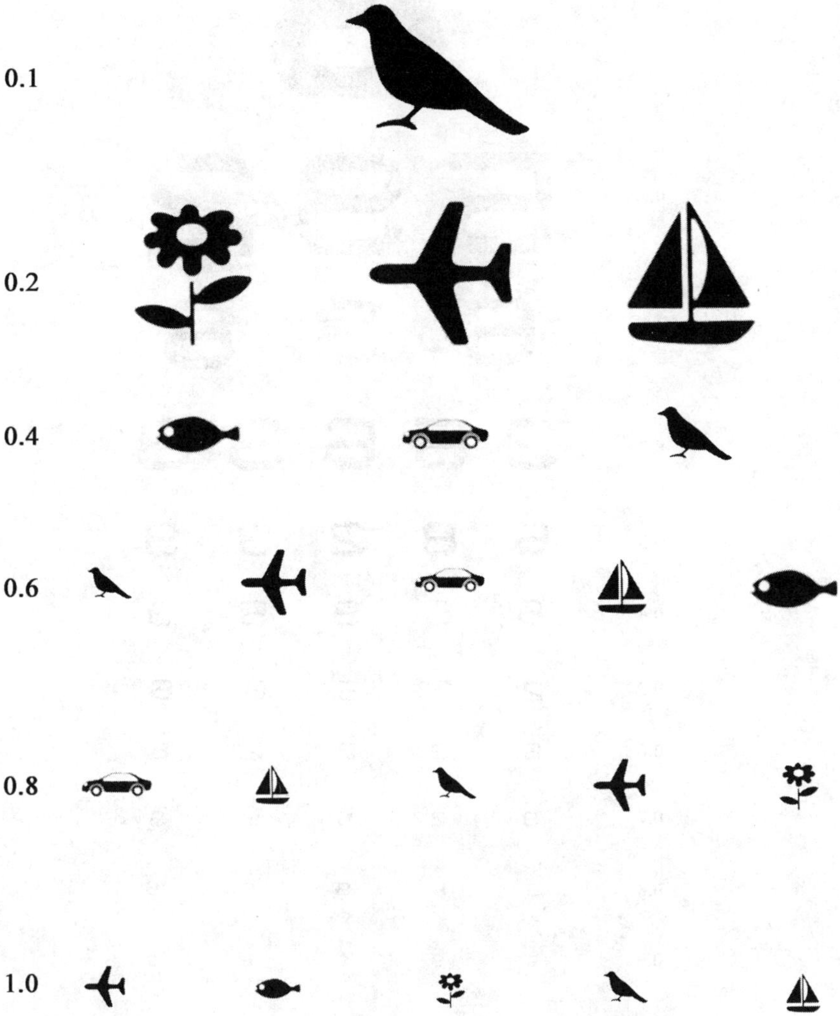

数字视力表

0.05	8				
0.1	5	9	2		
0.15	6	3	8		
0.2	3	5	6	9	8
0.3	6	8	2	3	9
0.4	8	6	9	5	3
0.5	2	3	5	8	6
0.6	6	9	3	2	8
0.7	9	2	5	6	3
0.8	3	8	9	6	5
0.9	5	9	6	8	2
1.0	9	5	8	3	6
1.1	6	3	5	8	9
1.2	8	6	3	9	5
1.5	3	9	[illegible]	2	[illegible]

不同类型高校对视力的要求

普通高等学校招生体检工作指导意见(2009 年)

1. 任何一眼裸眼视力低于 5.0 者,不能录取的专业:飞行技术、航海技术、消防工程、刑事科学技术、侦察。专科专业:海洋船舶驾驶及与以上专业相同或相近专业(如民航空中交通管制)。

2. 任何一眼裸眼视力低于 4.8 者,不能录取的专业:轮机工程、运动训练、民族传统体育。专科专业:烹饪与营养、烹饪工艺等。

3. 任何一眼屈光不正(近视眼或远视眼,下同)矫正到 4.8 且镜片度数大于 400 度的,不宜就读海洋技术、海洋科学、测控技术与仪器、核工程与核技术、生物医学工程、服装设计与工程、飞行器制造工程。专科专业:与以上相同或相近专业。

4. 任何一眼矫正到 4.8 且镜片度数大于 800 度的,不宜就读地矿类、水利类、土建类、动物生产类、水产类、材料类、能源动力类、化工与制药类、武器类、农业工程类、林业工程类、植物生产类、森林资源类、环境生态类、医学类、心理学类、环境与安全类、环境科学类、电子信息科学类、材料科学类、地质学类、大气科学类及地理科学、测绘工程、交通工程、交通运输、油气储运工程、船舶与海洋工程、生物工程、草业科学、动物医学各专业。专科专业:与以上相同或相近专业。

5. 一眼失明另一眼矫正到 4.8 且镜片度数大于 400 度的,不宜就读工学、农学、医学、法学各专业及应用物理学、应用化学、生物技术、地质学、生态学、环境科学、海洋科学、海洋技术、生物科学、应用心理学等专业。

技工学校招生对视力的要求

1. 任何一眼裸眼视力低于 1.0 者,不能录取船舶驾驶、铁路行车、海洋捕捞、船上作业的工种专业。

2. 任何一眼裸眼视力低于 0.8 者，不能录取车辆驾驶、钻探、井下作业、高空作业、测绘、工艺美术、烹饪、计算机元器件等工种专业。

3. 任何一眼裸眼视力低于 0.5，不能录取无线电、电讯、电路器件、炼钢、炼铁、锻铸、焊、毛纺、针织等工种专业。

4. 任何一眼裸眼视力低于 0.3 者，不能录取机械工种中的车、钳、铣刨、磨、模型和建筑工种专业。

5. 有关要求：视力检查统一 E 字型视力表（国际标准视力表），任何一眼裸眼视力低于 0.7 者，需用矫正镜片侧视力，矫正不到 1.0 者应查眼底。

色觉检查用俞自萍色盲本，或空军后勤部编印的色觉检查图，必须有专业护士或医生检查。

对残疾青年，两眼矫正视力之和高于 1.0（含 1.0），除某些工种（专业）有特殊要求不能录取外，均可录取，两眼矫正视力之和低于 1.0 者，不能录取。

公安院校面试、体检项目和标准

凡未婚、高中毕业，年龄不超过 22 周岁（外语专业不超过 20 周岁）的考生均可报考公安院校。男生身高不低于 1.70 米；女生身高不低于 1.60 米；体型匀称；左右眼单眼裸视力，理科类专业应在 4.9 以上（含 4.9），文科类专业应在 4.8 以上（含 4.8）。

军队（国防生）院校政审、面试、体检有关要求和标准

每一只眼裸眼远视力低于 4.5（0.3），矫正视力不足 4.9（0.8），屈光度在 ±6.00DS 等效球镜以上，不合格。

每一只眼裸眼远视力 4.6（0.4）以上，矫正视力在 4.9（0.8）以上，屈光度 ±6.00DS 等效球镜以下，指挥、水面舰艇、潜艇、装甲、测绘、雷达专业合格。其中，准分子激光手术后半年以上且无并发症，除潜艇、空降专业外合格。

空军招收飞行员视功能检查标准(1991 年)

1. 有一裸眼远或近视力小于 5.0(1.0)。

2. 屈光检查,有一眼出现下列情况之一不合格。

a. 近视或单纯性近视散光大于 0.25D;

b. 复性近视散光;

c. 远视大于 1.5D;

d. 单纯性远视散光大于 1.5D 或两轴差大于 0.5D;

e. 复性远视散光最大径线大于 1.5D 或两轴差大于 0.5D;

f. 混合性散光。

3. 视野在任何径线上比正常缩小 10^0 或有非生理性暗点不合格。

4. 色盲、色弱不合格。

5. 夜盲不合格。有夜盲史,暗适应正常者合格。

6. 斜视,6 米内斜视大于 8^{Δ},外隐斜大于 4^{Δ},上隐斜大于 4^{Δ},不合格。

陆军、海军对视力的要求

(一) 陆军

每眼裸眼视力在 1.0 以上,各类人员均合格。左眼不低于 0.7,右眼 1.0 以上,仅陆勤人员合格。

绿色盲、色弱,不合格。色弱陆勤人员合格。

(二) 海军

1. 海勤人员

a. 信号、枪炮瞄准手,测距、雷达、声钠、防化兵等特别需要视力的专业人员,双眼均在 1.0 或右眼 1.0,左眼在 0.8 以上者合格。

b. (艇)长、副舰长、航海长、枪炮及鱼雷部门长,双眼均在 0.7 或一眼 0.4,而另一眼在 1.0 以上者合格。

c. 双眼均 0.6 或一眼 0.3,而另一眼在 1.0 以上者合格。

d. 士长以上人员患屈光不正,应根据矫治程度,结合作业特点,个别评定。

2. 海校学员

a. 裸眼视力:双眼远、近视力均在 1.0 以上者合格。

b. 无双眼单视不合格。

c. 色盲不合格。色弱潜水学员合格,潜艇水面舰艇学员不合格。

3. 海军院校学员

a. 视力:每眼裸眼视力 1.0 以上,各类学员合格。裸眼视力双眼 0.7 以上,潜艇、水面舰艇干部合格,左眼视力不低于 0.5,右眼视力不低于 0.7,陆勤学员合格。

b. 红绿色盲、色弱不合格。色弱陆勤学员合格。

c. 无双眼单视不合格。

教室的照明要求

1. 凡教室均应装设人工照明。

2. 教室课桌面上的维持平均照度值不应低于 300 lx,其照度均匀度不低于 0.7。

3. 教室黑板应设局部照明灯,其维持平均照度不低于 500lx,照度均匀度不低于 0.8。

4. 教室应采用 3300~5500K 色温的光源,光源的显色指数不应小于 80。

5. 教室采用小于 26 毫米的细管径直管稀土三基色荧光灯。

6. 教室照明荧光灯宜采用节能电感镇流器或电子镇流器。

7. 为减少光源引起的直接眩光,教室不宜采用裸灯照明。灯具距课桌面的悬挂高度不应低于 1.7 米。灯管排列宜采用其长轴垂直于黑板面排列。对于阶梯教室,前排灯不应对后排学生产生直接眩光。

8. 教室的统一眩光值不应小于 19。

9. 维持平均照度值 300 lx 的条件下,教室照明功率密度现行值不应大于 $11W/m^2$,目标值应为 $9\ W/m^2$。

10. 照明设计计算照度时,其维持系数应取 0.8。

新眼保健操的做法

第一节　按揉耳垂眼穴,脚趾抓地

用双手大拇指和食指的螺纹面捏住耳垂正中的眼穴,其余三指自然并拢弯曲。伴随音乐口令,用大拇指和食指有节奏地揉捏穴位,同时用双脚全部脚趾做抓地运动,每拍一次,做四个八拍。

第二节　按揉太阳穴,刮上眼眶

用双手大拇指的螺纹面分别按在两侧太阳穴上,其余手指自然放松、弯曲。伴随音乐口令以,先用大拇指按揉太阳穴,每拍圈,揉四圈。然后,大拇指不动,用双手食指的第二个关节内侧,稍加用力从眉刮至眉梢,两个节拍刮一次,连刮两次。如此交替,做四个八拍。

第三节　按揉四白穴

用双手食指螺纹面分别按在两侧穴位上,大拇指抵在下颌凹陷处,其余手指自然放松、握起,呈空心拳状。随音乐口令有节奏的按揉穴位,每拍一圈,做四个八拍。

第四节　按揉风池穴

用双手食指和中指的螺纹面分别按在两侧穴位上,其余三指自然放松。随音乐口令有节奏地按揉穴位。每拍一圈,做四个八拍。

第五节　按头部督脉穴

双手曲状按压在头部动脉穴上四次,从前往后,手指放松。随音乐每拍按揉一次,做四个八拍。

主要参考文献

1. 胡诞宁. 近视眼学. 北京:人民卫生出版社,2009.

2. 胡诞宁. 近视眼药物治疗研究进展. 眼视光杂志,2004,(2):6.

3. 李凤鸣. 眼科全书. 北京:人民卫生出版社,1999.

4. 王幼生,等. 现代眼视光学. 广州:广东科技出版社,2005.

5. 杨智宽. 临床视光学. 北京:科学出版社,2008.

6. 王育良. 眼视光学. 北京:人民军医出版社,2008.

7. 徐广弟. 眼科屈光学. 北京:军事医学科学出版社,2001.